SASCHA HEILIG

Mein Leben mit der Spielsucht

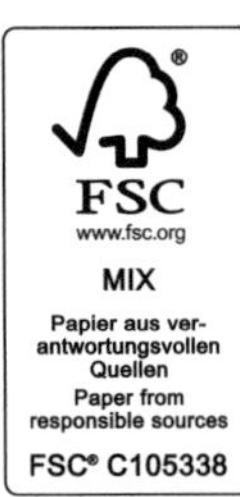

Bibliografische Information der Deutschen Nationalbibliothek:
Die Deutsche Nationalbibliothek verzeichnet diese Publikation in der Deutschen Nationalbibliografie; detaillierte bibliografische Daten sind im Internet über dnb.dnb.de abrufbar.

Ghostwriter: Laura Pinkau
Covergestaltung, Satz, Herstellung und Verlag:
BoD – Books on Demand, Norderstedt

Ein Projekt von: Spielfrei. Werden & Bleiben.
www.sascha-heilig.com

ISBN 978-3-00-068955-0

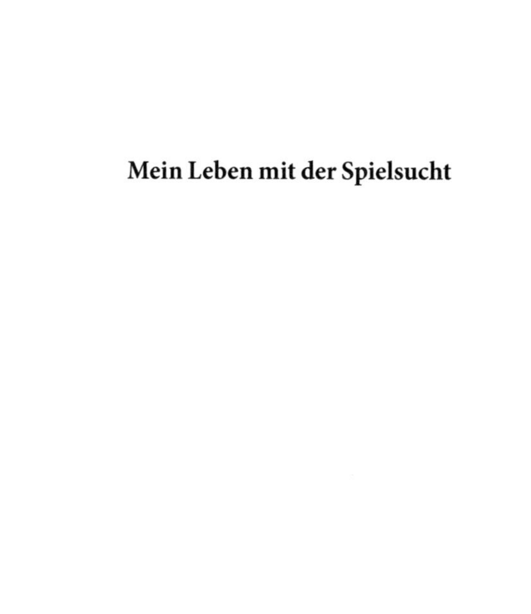

Mein Leben mit der Spielsucht

Ja, ich bin spielsüchtig!

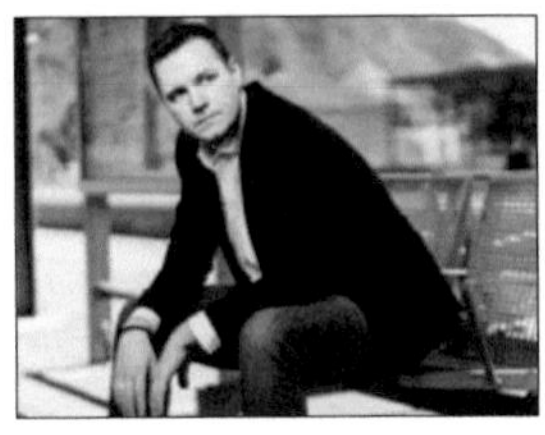

Mein Name ist Sascha Heilig, ich bin dreiunddreißig Jahre alt und lebe seit elf Jahren mit meiner Spielsucht.
Mein Leben ist dadurch von vielen Fehlern, Lügen, Straffälligkeiten, einer hohen Verschuldung und verschiedenen stationären und wöchentlichen Therapien geprägt. Ich habe mich nie unterkriegen lassen und gelernt, dass es sich immer lohnt weiterzukämpfen! Jeder einzelne Schritt und jeder Fehler, jede Konfrontation und jede Hürde hat mich stärker gemacht.
Ich möchte in diesem Buch meine Geschichte erzählen, meine Erfahrungen teilen und auf das Thema »Spielsucht« aufmerksam machen. Ich kämpfe jeden Tag mit meiner Spielsucht, seit ich vor elf Jahren zum ersten Mal eine Münze in den Spielautomaten geworfen habe.
Den Weg, darüber zu sprechen, habe ich erst nach langer Zeit als den für mich richtigen entdeckt. Auch bei mir hat es lange gedauert, bis ich mich bezüglich meiner Sucht öffnen konnte. Und auch heute gibt es noch Situationen, in denen es mir nicht leichtfällt. Aber ich habe erkannt, dass es mir hilft, offen darüber zu sprechen. Ich bin ein Spielsüchtiger, ich bin ein Kämpfer. Ich möchte meine Geschichte erzählen, um Spielsüchtigen und deren Angehörigen zu helfen, ihren eigenen Weg im Umgang mit der Spielsucht zu finden.

Inhalt

Es ist nicht schlimm hinzufallen.
Es ist nur schlimm, nicht mehr aufzustehen!

Kapitel 1
Der schlechteste Gedanke

Der DJ spielt das letzte Lied. Die Lichter gehen an. Die letzten Gäste verlassen die Diskothek. Jetzt noch aufräumen und dann geht's endlich nach Hause ins Bett, wie immer an meinen langen Arbeitstagen.

Ich blicke auf die Uhr. Es ist jetzt kurz nach 4 Uhr. Noch zwei Stunden, dann fährt endlich der erste Zug, der mich nach Hause bringt. Ich habe keinen Führerschein und zwischen meinem Arbeitsplatz und meinem Zuhause liegen knapp siebzig Kilometer.

Aber was soll's, immerhin bringt mir der Job das Geld ein.

Um 4.30 Uhr bin ich endlich fertig mit meiner Schicht und verlasse nach Feierabend die Diskothek.

Wohin jetzt mit mir?

Ich könnte zu Fuß zum Hauptbahnhof gehen, dafür bräuchte ich knapp zwanzig Minuten.

Müde und erschöpft von der langen Schicht, entscheide ich mich dazu, in ein kleines Café zu gehen, welches direkt um die Ecke meines Arbeitsplatzes liegt und rund um die Uhr geöffnet hat. Dort ist es sicherlich wärmer als am Hauptbahnhof und ich kann einen Kaffee trinken, um so die lange Wartezeit zu überbrücken.

Ich drücke die Eingangstür des Cafés auf. Dichter Qualm und stickige Luft dringen mir entgegen. Es sitzen noch fünf weitere Menschen an der Theke.

Ob sie wohl auch auf den Zug warten, um nach Hause zu gelangen?

Wohl eher nicht. Sie sehen so aus, als würden sie schon länger hier sitzen. Auch ihre Artikulation lässt mich darauf schließen, dass sie heute nicht nur ein Bier getrunken haben.

Ich setze mich an die Theke und bestelle mir eine Tasse Kaffee. Der Barkeeper schaut mich verwundert an und fragt, ob ich wirklich einen Kaffee bestellen will.

Was soll diese Frage – ist an meiner Bestellung etwas so unverständlich? Okay, es ist fast 5 Uhr – aber hey, ich könnte doch auch auf dem Weg zur Arbeit sein!

Einsam sitze ich an der Theke, warte auf meinen Kaffee und versuche gegen die Müdigkeit anzukämpfen. Mein Blick schweift durch das Café – und da sitzt er! Ein einsamer Mann mit ein paar Münzen in der Hand. Müde sieht er aus, vom Tag geschafft. Er sitzt vor einem bunt blinkenden Spielautomaten und schmeißt ein Geldstück nach dem anderen ein. Glücklich sieht er nicht aus, er flucht vor sich hin.

Was wohl in seinem Kopf vorgeht?

Ich habe solche Geräte schon öfter gesehen, aber habe mich noch nie wirklich dafür interessiert. Mein Blick verlässt den einsamen Mann wieder und ich konzentriere mich auf meine Tasse Kaffee, die mittlerweile vor mir steht.

Gleich geht's heim und endlich ins Bett.

Aus dem Nichts heraus fragt der Barkeeper mich, wo ich herkomme. Er habe mich noch nie hier gesehen. Ich antworte ihm, dass ich in der Diskothek um die Ecke arbeite und jetzt auf den ersten Zug warten muss, um nach Hause zu kommen. Er nickt meine Antwort desinteressiert ab und wendet sich den anderen Gästen an der Theke zu.

Warum fragst du überhaupt, wenn es dich nicht interessiert?

Nach der langen Nacht bin ich aber froh, meine Ruhe zu haben. Müde trinke ich einen Schluck von meinem Kaffee und hoffe, dass keiner ein Gespräch mit mir anfängt. Mein Kopf ist leer und ich würde am liebsten die Uhr vordrehen, sodass ich bereits in meinem Bett liege.

Auf einmal ertönt ein lauter Jubelschrei und alle drehen sich zu dem einsamen Mann am Automaten um.

Was ist passiert?

Ein freudiges »ENDLICH!« durchdringt den Raum. Schnell springen die Männer von ihren Barhockern auf und eilen zu ihm hin. Alle starren begeistert auf den flackernden Bildschirm des Automaten. Sie klopfen ihm auf die Schultern, bejubeln ihn und ich höre einen sagen, dass er es verdient habe, endlich einmal Glück zu haben. Damit ist meine Neugier geweckt.

Glück?

Plötzlich wieder hellwach stehe ich auf und gehe auf die kleine Menschentraube, welche sich vor dem Automaten um den zuvor einsamen Mann herum versammelt hat, zu. Ich erhasche einen Blick auf die blinkende Anzeige und sehe, dass der Mann dreihundert Euro gewonnen hat.

Mensch, das ist aber leicht verdientes Geld!

Wie lange der Mann schon vor dem Automaten sitzt und wie viel Geld er dort heute Nacht und in seinem gesamten Leben bereits investiert hat, weiß ich natürlich nicht. Verblüfft von seinem Gewinn ist es mir aber auch egal und ich denke nicht weiter darüber nach.

Ich gehe wieder zurück zur Theke und trinke einen weiteren Schluck meines Kaffees. Mittlerweile ist dieser nicht mehr heiß, sondern nur noch lauwarm, was mich aber nicht sonderlich stört. Müde blicke ich erneut auf meine Uhr und stelle fest, dass es erst kurz nach 5 Uhr ist. Mein Zug fährt in knapp fünfzig Minuten ab.

So lange noch? Wie soll ich mir die lange Zeit vertreiben?

Mittlerweile sind auch die anderen wieder zurück an der Theke und unterhalten sich lautstark über den Gewinn des einsamen Mannes am Automaten. Wie ich raushören kann, kommt er wohl öfter in dieses kleine Café und versucht sein Glück am Automaten. Aber das heute ist scheinbar der erste große Gewinn seit Langem für ihn. Mit neidischer Stimme höre ich einen der Männer sagen, wie einfach doch Geld verdienen sei. Dieser Satz zieht meine volle Aufmerksamkeit auf sich und lässt meine Gedanken abschweifen, Ich höre den Männern nicht weiter zu.

Wie recht er doch hat. Sich einfach an den Automaten setzen, Geld einwerfen, abwarten, was passiert, und am Ende ein paar hundert Euro mit nach Hause nehmen. Warum soll ich mir die Nächte um die Ohren schlagen, wenn es doch so einfach geht?

Dass dieser Gedanke der schlechteste sein wird, den ich bis da-

hin jemals hatte, ist mir zu diesem Zeitpunkt nicht bewusst. Ich nehme den letzten Schluck meines Kaffees und zahle. Beflügelt von der scheinbaren Leichtigkeit dieses Gewinns ist in mir von einer Sekunde auf die nächste der Entschluss gewachsen, dass ich auch mal mein Glück an dem Automaten versuchen will.
Der einsame Mann hat in der Zwischenzeit seinen Gewinn aus dem Automaten geholt, den Platz am Automaten frei gemacht und sich von den restlichen Männern an der Theke verabschiedet.
Ich krame in meiner Tasche und finde glücklicherweise noch ein Zweieurostück. Ich stehe von meinem Hocker an der Theke auf, schaue auf die Münze in meiner Hand und gehe fest entschlossen in Richtung des Automaten.

Was soll's, sind doch nur zwei Euro.

Kapitel 2
Der Gewinn

Hier sitze ich also mit meinem Zweieurostück in der Hand vor dem Spielautomaten.

Das Gewinnen sah bei ihm so einfach aus.

Ich werfe die erste Münze meines Lebens in den Automaten und denke mir nicht viel dabei. Ich wähle irgendein Spiel aus.

Keine Ahnung, wie das hier funktioniert. Aber bei ihm hat's ja auch geklappt.

Ich entscheide mich für das Spiel »Book of Ra«. Auf dem Bildschirm tauchen fünf Reihen mit verschiedenen Symbolen auf. Schnell finde ich heraus, dass man drei Mal ein Buchsymbol braucht, um im Spiel weiterzukommen. Gebannt blicke ich auf den Bildschirm und warte ab, was passiert. Es dauert nur ein paar Sekunden, da erscheinen die drei benötigten Bücher nebeneinander auf dem Bildschirm des Automaten.

Das war ja einfach!

Eine bunt blinkende Schrift teilt mir mit, dass ich mich in den Freispielen befinde.

Freispiele? Also spielen, ohne Geld zu investieren? Dieser Gedanke macht mich neugierig auf mehr. Also gut, probiere ich doch mal mein Glück!

Ich starte das erste Freispiel, welches mir angeboten wird. Ich weiß nicht so recht, was ich tue. Die Symbole auf dem Bildschirm blinken und verändern sich – schon zeigt der Automat mir an, dass ich meinen Einsatz von zwei Euro verzehnfacht habe!

Geil, Gewinnen ist ja wirklich so einfach, wie es bei dem einsamen Mann aussah!

Euphorisch gestimmt durch die Tatsache des Gewinns übergehe ich den Gedanken, dass die Freispiele beendet sind und ich neues Geld investieren muss.

Was soll's, ich habe ja nur zwei Euro investiert. Was habe ich schon zu verlieren?

Bevor die neue Runde beginnt, sehe ich, dass man den Einsatz von zehn Cent auf fünfzig Cent erhöhen kann. Achtzehn Euro Gewinn? Da kann ich meinen Einsatz auch auf fünfzig Cent erhöhen! Die Symbole beginnen zu leuchten, der Automat zieht mich in seinen Bann. Ich beginne ein weiteres Spiel.

Geil, nach fünf Sekunden schon wieder in den Freispielen!

Völlig fixiert auf den Automaten, der vor mir steht, bekomme ich von meinem Umfeld nicht viel mit. Nicht einmal mehr der Uhr schenke ich Beachtung, an Schlafen ist jetzt nicht zu denken. Ich fühle mich auf einmal wieder hellwach. Mittlerweile habe ich das Spiel verstanden: In den Freispielen wählt der Automat ein Symbol aus, welches mir dann angezeigt wird. Die Männer an der Theke fangen an zu murmeln. Zwei von ihnen stehen nun direkt hinter mir und schauen mir über die Schulter.

Was sagen die da? Der »Cowboy« ist am gewinnbringendsten? Den habe ich doch sogar einmal auf der Anzeige!

Einer von ihnen klopft mir auf die Schulter und wünscht mir viel Glück, als ich das nächste Freispiel starte.

Glück? Das hat wohl nix gebracht. Toll, das beste Symbol ist zu sehen und trotzdem ist nach vier Runden nichts passiert!

So langsam vergeht mir die Lust und es kommt mir albern vor, dass die beiden Männer mir beim Verlieren über die Schulter gucken. Ich starte die fünfte Runde im Freispiel und werde von der Reaktion der beiden Männer völlig überrumpelt. Sie grölen mir laut ins Ohr, bejubeln mich. Erst jetzt sehe ich, dass vier Mal der Cowboy zu sehen ist.

Was hat das jetzt zu bedeuten?

Verwundert blicke ich mich um und schaue die beiden an. Scheinbar habe ich auch die Aufmerksamkeit der übrigen Männer an der Theke auf mich gezogen, ähnlich wie der einsame Mann zuvor. Ich höre den einen zum Barmann sagen, dass der Glückspilz fünfhundert Euro gewonnen habe.

Sprachlos werfe ich einen Blick auf den Automaten.

Tatsächlich, ich habe fünfhundert Euro gewonnen!

Oh mein Gott! Fünfhundert Euro in ein paar Minuten – so viel habe ich die ganze Woche über bei allen Schichten zusammen nicht verdient! Das gibt es doch gar nicht.

Einer der Männer pflichtet mir bei, dass ich mir das Geld auszahlen lassen soll.

Ja, sicher mache ich das, was denkt der denn!

Sofort drücke ich den Knopf, um mir das Geld auszahlen zu lassen.

Krass, fünfhundert Euro geschenkt!

Gespannt warte ich auf mein Geld. Doch nichts passiert. Ungeduldig fange ich an, den Knopf weitere Male zu drücken. Da höre ich den Barkeeper sagen, dass das Geld erst auf eine Auszahlungsseite gebucht werden muss, bevor ich meinen Gewinn in den Händen halten kann. Um die Wartezeit zu überbrücken, beschließe ich, weitere zwanzig Euro meiner Gewinnsumme von insgesamt fünfhundertachtzehn Euro nochmal zu investieren.

Was soll's ... So viel Glück kann kein Mensch in einer Nacht haben.

Da die zwanzig Euro aber als Verlust zu verkraften sind, erhöhe ich meinen Einsatz auf einen Euro und beginne ein neues Spiel. Es dauert keine drei Sekunden, bis erneut die drei Bücher auf dem Bildschirm auftauchen.

Unfassbar! Was ist denn hier los?

Ich warte, bis das nächste Symbol vom Automaten ausgewählt wird. Diesmal erscheint eine grell leuchtende Zehn auf dem Bildschirm.

Die Freispiele starten und laufen nicht schlecht. Als alle Spiele vorbei sind, habe ich insgesamt siebenhundert Euro gewonnen.

Wahnsinn! Siebenhundert Euro Gewinn?! Was ich damit alles machen kann! Und das so einfach verdient!

Dass diese Erfahrung die schlechteste und folgenschwerste meines Lebens sein würde, ist mir zu diesem Zeitpunkt noch nicht bewusst. Völlig beflügelt von den Glücksgefühlen durch mei-

nen Gewinn denke ich nicht darüber nach, welche Folgen das Glücksspiel haben kann.
Erst später sollte mir bewusst werden, wie sehr ich mir wünschte, dass es diese Nacht samt des Gewinns nie gegeben hätte. Momentan denke ich darüber noch nicht nach.
Müde und zugleich aufgewühlt packe ich das Geld in meine Tasche, verabschiede mich von den anderen Gästen und dem Barkeeper und verlasse das stickige Café. Ich gehe raus in den frühen Morgen und mache mich auf den Weg zu meinem Zug.
Glücklich bleibe ich stehen und atme die frische Morgenluft ein.

Die beste Nacht meines Lebens.

Kapitel 3
Das positive Erwachen

Als mein Handywecker klingelt und ich im Dunkeln nach meinem Handy taste, bin ich immer noch nicht ganz wach. Ich stelle den Wecker aus und öffne langsam meine Augen.

War das alles nur ein Traum?

Um mich von meinem Gewinn zu überzeugen, stehe ich auf und schaue in meinem Portemonnaie nach. Nein, tatsächlich! Ich halte siebenhundert Euro in meiner Hand. Ich fühle mich wie betäubt. Ohne in den Spiegel zu schauen, bemerke ich, dass ich das Grinsen nicht mehr aus dem Gesicht bekomme.

Wie einfach das doch war, unglaublich.

In meinen Gedanken drehen sich immer noch die Walzen und ich kann die Melodie des bunten Spielautomaten förmlich hören. Leise pfeife ich diese, während ich in die Küche gehe.

Wahnsinn, wie die anderen mich bejubelt haben!

Bei diesem Gedanken bekomme ich direkt Gänsehaut. Voller Tatendrang renne ich durch die Wohnung, koche mir einen Kaffee und kann keinen klaren Gedanken fassen. Über so viel Geld habe ich lange nicht mehr verfügt.

Natürlich verdiene ich Geld, aber in meiner Ausbildung zum Veranstaltungskaufmann ist das nicht sehr viel. Meine Eltern unterstützen mich bei der Miete. Aber alles in allem reicht es gerade so, um monatlich über die Runden zu kommen. In meinem Alltag sind siebenhundert Euro eine Summe, von der ich sonst nur träumen kann.

Urlaub … Urlaub wäre schön!

Eine Auszeit vom Arbeiten habe ich mir schon lange nicht mehr gönnen können!

Euphorisch beschließe ich, dass ich meiner Freundin von dem Gewinn erzählen möchte.

Was sage ich ihr bloß, wie ich an das Geld gelangt bin?

Ich überlege, ob ich sie anlügen und mir eine Geschichte ausdenken muss oder ob ich ihr von meinem gestrigen Ereignis erzählen kann. Immerhin hält sie nichts von Glücksspielen …
Grübelnd trinke ich meinen Kaffee aus und gehe duschen. Ich komme zu dem Ergebnis,
dass ich ihr später alles erzählen möchte. Sie freut sich sicherlich, wenn ich sie zu einem gemeinsamen Urlaub einlade.
Fest entschlossen ziehe ich mich an und mache mich auf zur nächsten Bankfiliale, um das Geld auf mein Konto einzuzahlen.
Der Weg dorthin ist mir vertraut. Immerhin gehe ich regelmäßig in diese Bankfiliale, um Geld abzuheben, einzuzahlen oder Kontoauszüge zu ziehen.
Heute stelle ich zum ersten Mal fest, wie viele Casinos es doch in meiner Nachbarschaft gibt.

Die sind mir ja noch nie aufgefallen!

Ich erwische mich dabei, dass meine Aufmerksamkeit den gesamten Weg über bei den Casinos und den Spielhallen liegt.
Völlig in Gedanken versunken komme ich bei der Bank an.
Ich gehe hinein und zahle am Schalter meine Gewinnsumme ein.
Mit fünfzig Euro Bargeld im Portemonnaie verlasse ich völlig überwältigt die Bankfiliale.
Ich schlendere gelassen die Straße entlang und krame in meiner Hosentasche nach meinem Handy. Ich wähle die Nummer meiner Freundin. Als sie endlich abhebt, erzähle ich ihr sofort, dass etwas Tolles passiert sei. Meine Erzählungen über das Erlebnis der letzten Nacht sprudeln nur so aus mir heraus.
Sie bestärkt mich und sagt mir, wie sehr sie sich für mich freut!
Als ich ihr dann auch noch sage, dass ich sie zu dem Urlaub einlade, den wir uns schon so lange wünschen, ist sie überglücklich.
Lange träumen wir schon davon, gemeinsam nach Hamburg zu fahren und dort ein Musical zu besuchen.
Bis jetzt war das leider nicht möglich, das ganze verdiente Geld

ging für den Alltag drauf. An Urlaub war lange nicht zu denken.
Glücklich verabreden wir uns für heute Abend und beenden das Gespräch. So frei und unbeschwert habe ich mich lange nicht gefühlt.

Jeder kann doch mal Glück haben. Es ist doch nichts dabei.

Kapitel 4
Der erste Verlust

Gedankenverloren trete ich meinen Heimweg an. Glücklich über das zusätzliche Geld auf meinem Konto schwebe ich in Gedanken an den anstehenden Urlaub. Plötzlich bemerke ich, dass ich vor einer bunt leuchtenden, aber dennoch dunkel wirkenden Fassade haltmache. Unbewusst bleibe ich vor einem Casino stehen, welches mich sofort aus meinen Träumen reißt.

Ich bemerke, wie etwas anfängt, ungeduldig in mir zu brodeln, und meine Gedanken wild umherkreisen. Das Gebäude wirkt düster und unscheinbar. Dennoch zieht es meine volle Aufmerksamkeit auf sich. Sofort springt mir ein grell leuchtendes Schild ins Auge, welches den Passanten mitteilen soll, dass das Gebäude geöffnet hat. Zum ersten Mal bemerke ich auch das bunt flackernde Schild, welches den Namen des Casinos anzeigt. Auch der Teppich, auf dem groß das Logo des Casinos abgebildet ist, fällt mir heute zum ersten Mal auf.

Ich versuche mir vorzustellen, wie es wohl im Inneren des Casinos aussieht. Ich habe noch nie drüber nachgedacht, ob man dort einfach so eintreten darf oder ob man gewisse Voraussetzungen erfüllen muss. Heute jedoch beginne ich plötzlich über solche Dinge nachzudenken.

Soll ich reingehen und mein Glück erneut versuchen oder doch lieber weitergehen?

Nach einigem Hin und Her meiner Gedanken entscheide ich mich dazu, einzutreten. Sicherlich auch, weil die Neugier überwiegt. Zugegeben ängstlich und auch nervös stehe ich vor der Eingangstüre, bis ich diese aufdrücke und in den dunklen Eingangsbereich der Spielhalle eintrete. Alter Zigarettenqualm strömt mir entgegen. Obwohl eine Klimaanlage brummt, ist die Luft stickig und schwer. Aus verschiedenen Ecken des großen Raums dröhnen die nahezu fröhlich klingenden Melodien der

Spielautomaten. Schon fast rhythmisch hört man das Klackern der Münzstücke, welche von den Gästen in die Automaten geworfen werden. Das Licht ist gedimmt und die Fenster sind abgedunkelt, was dem Raum ein seltsam heimisches Ambiente verleiht. Vor vielen Automaten stehen große, gemütliche Stühle, die sehr einladend wirken.
Ich stehe direkt vor einer Empfangstheke, hinter der ein rauchender Mann die heutige Zeitung liest und einen Kaffee trinkt. Er schaut mich skeptisch an und fordert mich auf, ihm meinen Personalausweis zu zeigen. Nachdem er diesen länger begutachtet hat, fragt er mich, ob ich zum ersten Mal hier in der Spielhalle sei.

Sehe ich etwa so verunsichert aus, oder warum erkennt er das?

Zögernd bejahe ich seine Frage und bestelle einen Kaffee. Mein Blick schweift ab und gleitet durch die Spielhalle. Ich sehe mehrere Schalen mit Süßigkeiten und auch die Getränke scheint man hier kostenlos zu bekommen.

Das ist ja nett.

Auf den zweiten Blick wirkt es viel einladender, als ich es mir vorgestellt habe.

Viel ist hier ja nicht los.

Ich beobachte drei Männer, die alleine vor ihren Automaten sitzen und eine Münze nach der anderen einschmeißen.

Ob die heute wohl schon Geld gewonnen haben?

Ich weiß nicht so recht, bei welchem Automaten ich mein Glück versuchen soll. Bevor ich anfangen kann, bitte ich den Mitarbeiter der Spielhalle, ob er mir meinen Fünfzigeuroschein wechseln kann. Netterweise bietet er mir an, dass er mir gerne die gesamte Geldsumme wechseln kann.

Fünfzig Euro? Wer wirft denn so viel Geld an einem Tag in den Automaten?

Da ich nicht vorhabe, so viel Geld zu investieren, versichere ich ihm, dass er mir lediglich zehn Euro in Zweieuromünzen und die restlichen vierzig Euro in Scheinform wiedergeben soll. Grinsend wechselt der Mann mir mein Geld. Ein verwirrendes Grinsen, welches ich nicht richtig einzuordnen weiß.

Er stellt mir meinen Kaffee auf die Theke. Da ich keine Lust habe, mich länger mit ihm zu unterhalten, nehme ich meine Tasse und gehe in Richtung eines Automaten.
Keine Ahnung, wofür ich mich entscheiden soll.

Dieser hier sieht doch gut aus.

Ich nehme vor dem Automaten Platz und werfe eine Zweieuromünze hinein. Es erscheint das Spiel von gestern Abend.

Einmal hat es mir ja bereits Glück gebracht, warum nicht noch einmal? Mist!

Die ersten zwanzig Minuten sind rum und ich stelle mit Erschrecken fest, dass ich fünfundzwanzig Zweieuromünzen in den Automaten geworfen und trotzdem nichts gewonnen habe.

Scheiße. Das gibt es doch gar nicht, gestern lief das doch so gut.

Ich trinke einen Schluck von meinem dritten Kaffee und nehme mir eine weitere Zigarette aus der mittlerweile halb leeren Packung. Ich bemerke, wie die Unruhe in mir immer weiterwächst und ich mich über die verlorenen fünfzig Euro ärgere. Enttäuscht und zugleich wütend über mich selbst stehe ich auf und verlasse die Spielhalle. Der Mann hinter der Theke verabschiedet sich von mir und ruft mir hinterher, dass man sich bestimmt bald wiedersehe.

Sicherlich nicht.

Stillschweigend und ohne richtige Verabschiedung verlasse ich die dunkle Spielhalle. Schnellen Schrittes gehe ich nach Hause. Gleich bin ich mit meiner Freundin verabredet. Ich versuche meine Enttäuschung über den Verlust des Geldes runterzuschlucken, immerhin freut sie sich so sehr über den Urlaub.
Als ich zu meiner Wohnung komme, wartet sie schon auf mich. Hoffentlich bemerkt sie meinen Frust nicht. Wir betreten gemeinsam die Wohnung. Ich lasse mir nichts anmerken und plane mit ihr den gemeinsamen Urlaub in Hamburg. Sie hat jede Menge Ideen, was wir dort alles unternehmen können. So schafft sie es schnell, mich mit ihrer Vorfreude anzustecken. Wir buchen ein Hotelzimmer für unseren Aufenthalt in Hamburg

und kaufen zwei Tickets für ein Musical und erfüllen uns damit einen gemeinsamen Traum.
Der Abend geht zu Ende und als ich im Bett liege und mit meinen Gedanken allein bin, gerät die Freude über den Urlaub in Vergessenheit. Krampfhaft überlege ich, wie ich meine fünfzig Euro wiederbekommen kann. Müde und enttäuscht schlafe ich über diesen Gedanken ein.

Von wegen Geld macht nicht glücklich.

Kapitel 5
Die Gewohnheit

Der nächste Morgen bringt keine bessere Laune mit sich. Ich stehe auf, trinke meinen morgendlichen Kaffee und packe meine Sachen für den heutigen Tag zusammen.

Immerhin ist heute früh Feierabend.

Heute steht den ganzen Tag Büroarbeit in der Diskothek an. Dies gehört zum Rahmen meiner Ausbildung: Tagsüber im Büro und nachts, wenn Partys sind, in der Diskothek an der Theke. Heute bin ich froh darüber, dass die Diskothek am Abend geschlossen bleibt.

Unmotiviert mache ich mich auf den Weg zur S-Bahn, um von meiner Wohnung aus in die Kölner Innenstadt zu fahren. Ich rauche noch eine Zigarette und steige nach kurzer Wartezeit in die Bahn. Lange dauert die Fahrt nicht. Am Barbarossaplatz habe ich meine Haltestelle erreicht, steige aus und laufe das letzte Stück bis zu meiner Arbeitsstelle zu Fuß.

Ich laufe dieselbe Strecke wie immer. Heute fällt mir zum ersten Mal bewusst das kleine Café auf. Auch wenn ich schon oft daran vorbeigelaufen bin, verbinde ich am heutigen Tag zum ersten Mal eine persönliche Geschichte damit. Kaum habe ich das Café entdeckt, kommt mir der Gedanke, dass ich dort mein Glück nach Feierabend noch einmal probieren könnte.

Hat mir beim letzten Mal ja auch Glück gebracht.

Auf der Arbeit angekommen erledige ich die Aufgaben, die für heute auf meiner Liste stehen. Ständig schweifen meine Gedanken ab. Wie leicht es doch war, Geld zu verdienen und sich einen Urlaub leisten zu können.

Mein Job hat mir das lange nicht mehr ermöglicht!

Der Tag zieht sich, doch endlich ist es 16 Uhr und mein Feierabend steht an. Ich verabschiede mich von meinen Kollegen und gehe zielsicher auf das kleine Café an der Ecke zu.

Ich bin fest entschlossen, mein Glück am Automaten noch einmal zu probieren. Ich betrete das Café nun zum zweiten Mal in meinem Leben. Nun allerdings mit einer ganz anderen Absicht als beim ersten Mal. Auch diesmal bestelle ich zunächst etwas zu trinken, was aber dieses Mal das Zweitrangige an meinem Besuch hier ist. Ich nehme meine Cola entgegen und noch bevor ich etwas davon trinke, gehe
ich zu dem Automaten, an dem ich bereits gespielt und gewonnen habe, und setze mich auf den davorstehenden Stuhl.

Diesmal klappt es bestimmt wieder.

Ich setze es mir als heutiges Ziel, dass ich die verlorenen fünfzig Euro von gestern zurückgewinne.

Nach einigen Runden und vielen eingeworfenen Münzen krame ich in meinem Portemonnaie nach einer weiteren. Erfolglos. Das Geldfach meines Portemonnaies ist leer.

Mist, schon wieder alles verloren?!

Ich ärgere mich über den Geldverlust und auch über mich selbst.

Das gibt es doch nicht!

Mein Verlust der letzten beiden Tage liegt jetzt schon bei achtzig Euro. Ich verlasse wütend das Café, stürme regelrecht heraus. Ich rede mir ein, dass ich nicht zu viel über den Verlust nachdenken darf, dann ist es nicht so schlimm. Ich versuche mein Entsetzen über den Geldverlust herunterzuschlucken und dem keine weitere Beachtung zu schenken. Ich mache mich auf den Weg zur S-Bahn, um nach Hause zu fahren. Als ich jedoch an der Haltestelle bei mir um die Ecke aussteige und an einem Bankautomaten vorbeilaufe, kommt mir die Idee, dass ich die Kontoauszüge ziehen sollte. Ich schaue mir meinen eingezahlten Gewinn an.

Sechshundertfünfzig Euro in bar, das hatte ich auch schon lange nicht mehr!

Von den sechshundertfünfzig Euro, welche ich gestern eingezahlt habe, sind noch sechshundertzwanzig Euro übrig.

Ohne lange zu zögern, beschließe ich, erneut fünfzig Euro abzuheben und auch heute wieder die Spielehalle von gestern zu besuchen.

Irgendwann muss es ja nochmal klappen.

Ich betrete die Spielhalle und gehe zur Theke, an der wieder der Mann von gestern steht. Freudig begrüßt er mich und fragt, ob ich schon wieder hier sei.

Was soll diese Frage? Natürlich bin ich hier, das sieht er doch.

Grimmig bejahe ich seine Frage und entgegne ihm, dass es aber das letzte Mal sei. Woraufhin er nur verschmitzt grinst. Ohne etwas zu trinken zu bestellen, setze ich mich vor den Automaten, an dem ich gestern bereits meine Münzen eingeworfen habe. Auch wenn ich gestern kein Glück hatte und alles Geld verloren habe, sage ich mir, dass es jetzt funktionieren wird und ich gewinne. Immer wieder rede ich mir dies ein. Unruhig rutsche ich auf meinem Stuhl hin und her. Vier Zweieuromünzen habe ich schon eingeworfen. Und nachdem die fünfte Münze im Automaten landet, passiert es endlich! Die Melodie des Automaten verändert sich und die leuchtende Schrift signalisiert mir, dass ich gewonnen habe!

Geil! Ein Einsatz von zehn Euro und einhundert Euro gewonnen!

Sofort buche ich das Geld auf die Auszahlungsseite und drücke den Knopf, damit mir mein Gewinn ausgezahlt wird. Ich denke nicht drüber nach, noch eine weitere Runde zu spielen. Ich schnappe mir mein Geld und verlasse glücklich die Spielhalle.

Was ein Glück!

Ich habe nicht nur meinen Verlust wieder aufgehoben, sondern auch noch zehn Euro Gewinn erzielt. Voller neuer Energie mache ich mich durch die laue Sommernacht auf den Heimweg. Nun freue ich mich auf den bevorstehenden Sommerurlaub und das gewonnene Geld, welches diese Reise erst möglich macht.

Dass ich von nun an fast täglich spielen gehen werde, kommt mir nicht in den Sinn.

So kann es weitergehen.

Kapitel 6
Die Einsamkeit

Auch heute habe ich wieder den ganzen Tag in der Spielhalle verbracht.

Was hätte ich an diesem kalten Wintertag auch sonst machen sollen?

Die ganzen letzten Monate verbringe ich eigentlich schon in der Spielhalle. Auf dem Heimweg gehe ich noch schnell in einen Kiosk um die Ecke und will mir eine Schachtel Zigaretten kaufen. Ich sage dem Verkäufer, dass ich dieselbe Marke wie immer möchte. Beim Bezahlen stelle ich erschrocken fest, dass mein Portemonnaie durch den heutigen Verlust meines Einsatzes leer ist.

Peinlich … und jetzt?

Der Verkäufer im Laden kennt mich, immerhin bin ich öfter hier. Mittlerweile habe ich gelernt, glaubwürdig zu lügen. Und auch heute funktioniert es wieder, ohne dass jemand misstrauisch wird und meine Lügen hinterfragt. Ich kann ihn schnell davon überzeugen, dass ich morgen wiederkommen und meine Rechnung bezahlen werde. Von welchem Geld weiß ich allerdings noch nicht, mache mir aber auch keine weiteren Gedanken darüber. Hauptsache, ich habe jetzt meine Zigaretten.

Ich mache mich auf den Heimweg und sitze einige Minuten später alleine in meiner Wohnung. Es ist dunkel und kalt. Es ist niemand da, der auf mich wartet und mich freudig empfängt. In solchen Momenten frage ich mich, warum mich alle Menschen verlassen haben, die mir in meinem Umfeld wichtig waren, und ich nun ganz alleine bin.

Mein Leben war nicht perfekt, aber ich hatte alles, was mir wichtig war: eine Freundin und eine gute Beziehung, ein Familienleben und normalen Kontakt zu meinen Eltern. Einen geregelten Tagesablauf und eine Ausbildung, die mir Spaß macht. Ich war stolz auf mich und auf die Art, wie ich mein Leben im Griff hatte. Voller Selbstachtung und Sicherheit bin ich durchs Leben gegangen. Jeden Tag bin ich motiviert aufgestanden und habe mich auf mein Leben gefreut.

Heute sieht das anders aus: Die morgendliche Motivation aufzustehen wird von Tag zu Tag immer geringer.

Wozu auch? Niemand erwartet etwas von mir.

Die Beziehung mit meiner Freundin ist seit einiger Zeit beendet. Auch wenn sie zunächst genauso erfreut über den ersten Gewinn war wie ich und wir uns davon eine schöne Zeit machen konnten, teilte sie meine Einstellung zum Spielen nicht lange. Bereits nach einigen Wochen störte es sie, dass ich an den meisten Tagen der Woche stundenlang in der Spielhalle war und sie dadurch vernachlässigte. Der ständige Verlust des Geldes sowie ihre und auch meine Unzufriedenheit darüber kratzten an meinem Selbstwertgefühl. Um dem ständigen Streit mit ihr und der damit verbundenen Konfrontation mit meinen Problemen zu entfliehen oder um ihr nach einem Verlust des Geldes aus dem Weg zu gehen, blieb ich oft stundenlang in der Spielhalle.

Schnell fand ich einen Weg, um mit dem Verlust und dem ständigen Streit mit meiner Freundin umzugehen. Tagelang meldete ich mich nicht bei ihr und ignorierte ihre Nachrichten und Anrufe, weil ich nicht wollte, dass sie schon wieder bemerkt, wie viel Geld ich diesmal verloren habe. Ich fing an, meine Freundin zu hintergehen und zu betrügen. Ich suchte Zuflucht bei anderen Frauen, um mich von meinem Alltag abzulenken. Von einem Alltag, der mir keine Geborgenheit mehr bot. Ein Alltag, der lediglich noch aus der Flucht vor der Realität bestand. In diesen Momenten konnte ich die Zeit mit Fremden verbringen, die nicht wussten, in welchen finanziellen Problemen ich stecke, und die ich nicht um Geld betrogen und belogen habe. Es tat gut, Menschen gegenüberzustehen, vor denen ich nichts verheimlichen und denen gegenüber ich kein schlechtes Gewissen haben musste.

Meiner Freundin habe ich die verrücktesten, aber dennoch

glaubwürdigsten Geschichten erzählt, sodass sie mir immer wieder Geld geliehen hat. Geld, dass ich ihr bis heute nicht zurückgezahlt habe. Heute ist die Beziehung schon seit einigen Monaten vorbei. Nachdem sie meinen Lügen auf die Schliche kam, beendete sie alles und stellte den Kontakt ein.

Wer kann es ihr verübeln?

Auch der Kontakt zu meinen Eltern ist abgebrochen. Sie helfen mir nicht mehr, weil ich auch sie zu oft angelogen habe. Ich habe meinen Eltern die kuriosesten Lügen aufgetischt, um an Geld zu kommen. Geld, welches ich brauchte, um spielen zu können. Zunächst haben sie mir immer wieder verziehen und immer wieder neue Chancen gegeben. Doch seit der letzten Lüge wenden auch sie sich von mir ab. Ich war zu allem bereit, um an Geld zu gelangen. Vor Kurzem fälschte ich mein Jahreszeugnis der Berufsschule und änderte die schlechten Noten in gute ab. Auch die angehäuften Fehltage, die durch meine ständigen Aufenthalte in der Spielhalle entstanden, entfernte ich.

Für gute Note gibt's immerhin Geld.

Da ich mit meinen Lügen immer durchkam und nur in den wenigsten Fällen aufflog, wurde ich leichtsinnig. Mit dieser Fälschung konnte ich meine Eltern dieses Mal jedoch nicht täuschen, sodass meine Lüge direkt aufflog und ich die Konsequenzen daraus ziehen musste.

Mein gesamtes Umfeld wendet sich wegen meines Verhaltens und meiner Lügen von mir ab.

Zu Recht.

Aber ich habe zu diesem Zeitpunkt mein Leben und meine Schulden nicht mehr unter Kontrolle. Ich flüchte mich in das Einzige, das mir momentan noch etwas Bestärkung gibt: Der Aufenthalt in der Spielhalle.

Keiner ist an meiner Seite, der mich auffängt, wenn ich falle. Es ist niemand da, der mein Verhalten hinterfragt und misstrauisch wird, wenn ich andere und mich selbst belüge, und der mein Problem erkennt. Die Menschen verlassen mich, weil ich sie belüge und betrüge. Aber keiner kommt auf die Idee, in welchem

Kreislauf der Probleme ich feststecke und dass ich ohne Hilfe nicht hinauskommen werde.

Im Nachhinein ist mir klar, was ich mir von meinen Freunden, meiner Freundin und auch meinen Eltern gewünscht hätte: Dass sie mich als Person sehen, die an einer Sucht leidet und Hilfe benötigt. Und nicht als die Person, die böswillig die wichtigsten Personen im Umkreis belügt und betrügt.

Heute wünsche ich mir, dass sie sich nicht von mir abgewandt, sondern mir geholfen hätten.

Da ich mir zu diesem Zeitpunkt jedoch selbst noch nicht eingestehe, dass ich an einer Sucht leide und Hilfe benötige, suche ich diese auch nicht, sondern flüchte mich ins Spielen.

Ich schaffe das auch alleine.

Kapitel 7
Die Lügen

Mittlerweile hat das Spielen einen festen Platz in meinem Leben eingenommen. Zwei Jahre sind vergangen, seitdem ich die erste Münze in den Automaten geworfen habe.

Hätte man mir zu diesem Zeitpunkt gesagt, dass sich mein Leben nach diesem ersten Gewinn so sehr zum Negativen wandeln würde, hätte ich es nicht geglaubt.

Auch heute werde ich kraftlos und müde wach. So geht es mir bereits seit einiger Zeit. Ich schaue auf die Uhr und stelle fest, dass es bereits 12.30 Uhr ist.

Aber was soll's, ich habe heute noch nichts verpasst.

Nachdem ich für einige Zeit einfach nur an meine Zimmerdecke starre, stehe ich lustlos auf und schalte den Fernseher aus, der wohl noch von gestern Abend läuft.

Ich gehe zum Fenster, öffne die Jalousien und blicke heraus auf die Straße. Das sommerliche Leben draußen ist in vollem Gange. Die Sonne scheint mir ins Gesicht und ich kann lauter gut gelaunte Menschen beobachten. Glückliche Paare, die ein Eis essen und gelassen herumalbern, Mütter mit ihren spielenden Kindern auf dem Spielplatz, befreundete Cliquen, die in der Sonne picknicken. Es trifft mich wie ein Schlag.

Wie konnte es so weit kommen?

Ich stehe alleine in meiner Wohnung, unrasiert und mit viel zu langen Haaren. Mein Lebensstandard hat sich in den letzten Monaten wegen des Geldmangels auf ein Minimum reduziert. Zu Essen gibt es trockenes Toastbrot, Kaffee trinke ich nur noch in der Spielhalle. Dort bin ich momentan täglich, oft von früh morgens bis spät abends. In der Berufsschule war ich sehr lange nicht mehr, die Aufgaben im Rahmen meiner Ausbildung erledige ich nur noch halbherzig. Eigentlich gehe ich nur noch wegen des monatlichen Lohns zur Arbeit, der aber, wie diesen Monat auch,

meistens schnell verspielt ist. Alles, was ich an Geld auftreiben kann, nutze ich, um spielen zu können.
Ich stehe mit dem gleichen Gedanken auf, mit dem ich auch einschlafe:

Wie komme ich heute an Geld?

Das geliehene Geld von Freunden und meiner Familie reicht längst nicht mehr aus. Es hilft mir keiner mehr, denn sie wissen genauso gut wie ich, dass ich es ihnen nicht zurückzahlen kann. Und täglich werden es mehr Schulden.
Aber ich habe eine neue Methode gefunden, um mir Geld zu verschaffen. Auch wenn ich mir durch diese Masche bereits Ärger mit der Polizei eingehandelt habe und wegen Internetbetrugs bereits auf mehreren Geldstrafen sitze, versuche ich es erneut.

Hauptsache, ich kann gleich in die Spielhalle gehen!

Nachdem ich schnell geduscht habe, setze ich mich an meinen Computer. Ich öffne die Seite eines Onlineverkaufsportals und stoße auf eine Anzeige, in der jemand Tickets für ein Musikfestival sucht. Schnell suche ich im Internet Fotos von den gesuchten Tickets und biete diese dem potentiellen Käufer für dreihundert Euro an. Ich schlage ihm vor, dass er mir das Geld überweist und ich im Anschluss die Tickets losschicke.

Hoffentlich wird er nicht skeptisch, sondern überweist mir das Geld direkt auf mein Konto.

Der Käufer lässt sich auf meinen Vorschlag ein und überweist mir tatsächlich die dreihundert Euro wie vereinbart auf mein Konto. Als ich das Geld bereits einige Stunden später auf meinem Konto sehe, ziehe ich mir sofort die Schuhe an und mache mich auf den Weg. Allerdings mache ich mich nicht wie vereinbart auf den Weg zum Briefkasten, um dort die Tickets einzuwerfen. Ich verschwende keinen Gedanken daran, dass ich einen Mann um dreihundert Euro betrogen, ihn angelogen und zu meinen Gunsten ausgenutzt habe. Auch über die Folgen meiner Handlung denke ich nicht nach. Das Einzige, woran ich gerade denken kann, ist die Tatsache, dass ich endlich wieder Geld habe, um in die Spielhalle zu gehen und dort an den Automaten spielen zu können.

Ich gehe zur Bank, hebe die gesamte Summe ab und mache mich auf den Weg zur Spielhalle. Nervös und voller innerer Unruhe, weil ich endlich wieder spielen kann, mache ich mir eine Zigarette an.

Dreihundert Euro, was ich damit alles gewinnen kann!

Ich kann die Musik der Automaten schon hören und bin gespannt, was er heute ausspucken wird.

Endlich kann ich wieder spielen.

Kapitel 8
Der neue Alltag

Jeden Morgen werde ich wach und die Musik der Automaten übertönt meine Gedanken, die Bilder der Spiele tanzen vor meinem inneren Auge und alles dreht sich bloß um den Gedanken, wie ich an weiteres Geld zum Spielen komme. Mittlerweile gehe ich jeden Tag in die Spielhalle um die Ecke. Dort habe ich sogar neue Freunde gefunden, mit denen ich bei einem Kaffee zusammensitzen und an den Automaten spielen kann. Man hilft sich gegenseitig aus und manche leihen mir sogar Geld, wenn ich wiedermal nichts habe. Ich bin so oft hier und verbringe die Tage nur mit diesen Personen, dass ich angefangen habe, mich richtig wohlzufühlen. Die Spielhalle hat sich zu einem Ort entwickelt, an dem ich mich verstanden und geborgen fühle. Ich fühle mich hier nicht alleine gelassen und werde von niemandem verurteilt. Hier geht es mir gut und die Probleme sind vergessen.

Auch heute mache ich mich mit den dreihundert Euro in der Tasche auf den Weg zu meiner Spielhalle. Ich merke, wie die Motivation in mir steigt und ich regelrecht hineile. Der Gedanke daran, dass ich Geld gewinnen kann, beflügelt mich.

Ich betrete die dunkle, verqualmte Halle und fühle mich direkt willkommen. Zwei Männer, mit denen ich mich gut verstehe, blicken von ihren Spielen auf und begrüßen mich herzlich. Der Mitarbeiter am Empfangstresen bereitet mir wie immer meinen Kaffee zu und fragt mich, wie es mir heute geht.

Heute gewinne ich, dann lösen sich die Probleme von selbst.

Ich versichere ihm, dass es mir gut geht, nehme meine Tasse Kaffee und setze mich an einen der Automaten.

Viele Stunden lang sitze ich an diesem Automaten und werfe ein Geldstück nach dem anderen ein. Doch auch heute frisst der Automat mein ganzes Geld und von meinen dreihundert Euro ist am Ende des Tages nichts mehr übrig.

Scheiße, wie dumm kann man nur sein?

Wütend auf mich selbst und unzufrieden mit der ganzen Welt gehe ich nach Hause. Der Heimweg zieht sich, ich will nicht in die leere Wohnung. Ich laufe einige Zeit ziellos durch die schwüle Sommernacht, bevor ich mich auf den Weg in meine mir mittlerweile ungemütlich erscheinende Wohnung mache. Dort angekommen öffne ich den Briefkasten und gehe in die Wohnung.

Mist, schon wieder ein Inkassoschreiben.

Wie alle anderen Mahnungen, Rechnungen und Inkassoschreiben landet dieser Brief ungeöffnet in einer bereits halb gefüllten Schachtel. Ich habe keinen Überblick über meine Schulden. Täglich wächst dieser Berg, ich ignoriere es aber.

Aus den Augen – aus dem Sinn!

Hungrig gehe ich zum Kühlschrank.

Toll, wieder nichts zu essen.

Mit knurrendem Magen und voller Unzufriedenheit schalte ich den Fernseher ein, lege mich ins Bett und bemitleide mich selbst.

Morgen höre ich mit dem Spielen auf.

Versprochen.

Kapitel 9
Der Fall

Ich verlasse die Spielhalle in der Nähe meiner Arbeitsstelle in Köln. Nachdem ich die Nachtschicht in der Diskothek beendet habe, entscheide ich mich dazu, dass ich eine Runde spielen gehen könnte. Gesagt, getan. Nun ist es draußen bereits hell und ich mache mich pleite und völlig übermüdet auf den Heimweg. Auf dem Weg zum Hauptbahnhof begegnen mir viele Geschäftsleute, gut gestylte Männer und sommerlich gekleidete Frauen, Schüler und Studenten. Alle sind auf dem Weg zur Arbeit, Schule, Universität oder sonstigen Terminen.

Und ich?

Ich fühle mich schäbig, kann den alten Zigarettenqualm an mir riechen und bemerke selbst, wie furchtbar übermüdet ich aussehe. Peinlich berührt kann ich die Blicke der Passanten auf mir spüren.

Ich gehe zum Gleis, um nach Hause zu fahren. Da ich alles verspielt habe, kann ich mir keine Fahrkarte ziehen. Wie so oft in letzter Zeit.

Mit klopfendem Herz warte ich auf die Bahn. Als diese endlich einfährt, sehe ich mich nervös um, ob ein Kontrolleur mit in die Bahn steigt. Obwohl ich in der letzten Zeit schon oft erwischt wurde und mehrfach eine Strafe fürs Schwarzfahren zahlen musste, versuche ich es immer wieder. Ich habe seit Langem kein Geld für ein gültiges Ticket übrig.

Wird hoffentlich gut gehen.

Kaum sitze ich in der Bahn, fallen mir völlig erschöpft die Augen zu. Kurz vor meiner Haltestelle werde ich wach und kann aussteigen, ohne dass ich kontrolliert wurde.

Wenigstens das hat heute geklappt.

Lustlos mache ich mich vom Bahnhof aus zu Fuß auf den Weg nach Hause. Dabei gehe ich an dem Kiosk vorbei, in dem ich normalerweise meine Zigaretten kaufe. Auch heute brauche ich eine neue Schachtel. Ich traue mich jedoch nicht hineinzugehen, da ich dem Besitzer noch Geld für vorherige Rechnungen schulde.

Toll, nichts zu essen im Kühlschrank und die Schachtel Zigaretten ist auch leer. Super.

Ich schließe die Wohnungstür auf und mich überkommt ein mulmiges Gefühl.

Irgendetwas stimmt hier nicht.

Ich bleibe in der Wohnungstür stehen und schaue mich verwundert um. Panik macht sich in mir breit. Die Schranktüren meines Regals stehen offen, Schubladen wurden herausgezogen. Auf dem Boden davor liegen Zettel, Notizen und Kleinkram, den ich darin verstaut habe. Nervös laufe ich zu meinem Schreibtisch und stelle erschrocken fest, dass mein Computer weg ist.

Scheiße, ist hier jemand eingebrochen?!

Mir schießen unzählige Gedanken in den Kopf, sodass ich beinahe den Zettel übersehen hätte, der an der Wand über meinem Schreibtisch hängt.

Verdammt, Staatsanwaltschaft Köln? Was soll das denn?

Fassungslos nehme ich den Zettel von der Wand und beginne, das Schreiben zu überfliegen.

Hausdurchsuchung … Kriminalpolizei … Vermieter … Scheiße!

In meinen zitternden Händen halte ich einen Brief der Staatsanwaltschaft Köln, welche mir mitteilt, dass die Kriminalpolizei gemeinsam mit meinem Vermieter in der Wohnung war, um eine Hausdurchsuchung durchzuführen.

Sie haben meinen Computer mitgenommen und auch die Schachtel mit den ungeöffneten Briefen der Inkassounternehmen der letzten Monate. Den Ordner mit den Unterlagen bezüglich meiner Geldstrafen im Rahmen der Internetdelikte. Das gefälschte Jahreszeugnis. Die ganzen Rechnungen, die ich niemals bezahlt habe. Alles, was mir Ärger bringen könnte, haben sie mitgenommen.

Oh nein! Mein Vermieter war auch hier? Der wird mich hochkant aus der Wohnung werfen!

Zutiefst schockiert stehe ich mit dem Zettel in der Hand in meiner Wohnung uns merke, wie mir die Knie zittern. Nie habe ich mich so hilflos gefühlt wie in diesem Moment.

Das ist das Ende.

Voller Panik und Verzweiflung sinke ich hoffnungslos in mich zusammen. Ich kann nichts dagegen tun, dass mir die Tränen kommen.

Was soll ich nur tun?

Ich sitze weinend auf dem Boden meiner Wohnung und weiß nicht weiter. Es gibt niemanden, den ich anrufen kann, um über mein Problem zu sprechen. Meine Eltern würden direkt auflegen und mir sagen, dass ich selbst schuld bin und dass ein Mann nicht weinen darf. Meine ehemalige Freundin würde wahrscheinlich gar nicht an ihr Handy gehen, so wie ich sie behandelt habe. Einen Freund, den ich jetzt um Hilfe bitten könnte, gibt es nicht.

Hilfe! …

Ich weiß nicht, wie lange ich so in meiner Wohnung sitze, bis ich überlege, dass ich meinen Anwalt anrufen muss. Es dauert weitere unzählige Minuten, bis ich meinen Mut zusammengenommen habe und die Nummer meines Anwalts wähle. Dieser kennt mich bereits, er hat mich bei den vorherigen Verfahren auch vertreten. Doch bisher ging es lediglich um kleinere Delikte. Aber diesmal …

Was sage ich ihm bloß?

Mit zittriger Stimme erläutere ich ihm meine aussichtslose Lage.

Im Gegensatz zu mir klingt er gefasst, fast so, als hätte er damit gerechnet, dass es irgendwann so kommen wird. Als ich ausspreche, was gerade passiert ist, wird mir meine Lage erst richtig bewusst. Wir telefonieren eine Viertelstunde lang, in der mein Anwalt versucht, mich zu beruhigen und mir zu erklären, wie ich nun verfahren soll. Er rät mir dazu, bei der Kriminalpolizei anzurufen und einen Termin zu vereinbaren. Er hält es für das Beste, dass ich von mir aus einen Termin für eine Aussage ausmache und mit den Polizeibeamten kooperiere, anstatt abzuwarten, welche Schritte diese einleiten werden.

Meine Schuld eingestehen? Was soll mir das bringen?

Die Panik steigt wieder in mir auf. Wohl fühle ich mich dabei nicht, dass ich die Polizei anrufen soll. Da mein Anwalt aber der Einzige ist, der mir momentan mit Rat und Tat zur Seite steht, höre ich auf ihn und versichere ihm, dass ich mich um einen Termin kümmern werde.

Nachdem er aufgelegt hat, sitze ich regungslos auf meinem Bett. Das Gespräch liegt mir schwer im Magen.

Was für Briefe und Mahnungen die Polizei wohl mitgenommen hat?

Dieser Gedanke kreist durch meinen Kopf. Leider kann ich meinem Anwalt diese Frage nicht beantworten, ich weiß es nicht. Erschreckend stelle ich fest, dass ich keinen Überblick darüber habe, was mich alles an Problemen auf der Polizeiwache erwarten könnte.

Wie geht es jetzt nur weiter?

Bevor ich all meinen Mut zusammennehme und die auf dem Schreiben angegebene Nummer der Kriminalpolizei wähle, vergehen Minuten, vielleicht sogar Stunden. Schließlich wähle ich die Nummer und warte darauf, dass jemand den Hörer abnimmt. Der Polizeibeamte am anderen Ende der Leitung teilt mir mit, dass er meinen Anruf bereits erwartet habe, und gibt mir einen Termin für den nächsten Tag. Ich solle doch bitte mit meinem Anwalt auf die Wache kommen und eine Aussage machen, sagt er mir.

Nachdem ich dieses Gespräch beendet und meinen Anwalt über den Termin informiert habe, schließe ich die Jalousien in meiner Wohnung und verkrieche mich voller Selbstmitleid in meinem Bett.

Wie konnte es nur so weit kommen?

So hilflos und alleine kam ich mir lange nicht vor. Es ist der erste

Tag seit Langem, an dem ich mich nicht in die Spielhalle verkrieche, um meinen Problemen aus dem Weg zu gehen.
Ich liege in meinem Bett und vor Verzweiflung kommen mir immer wieder die Tränen. Irgendwann schlafe ich völlig niedergeschmettert und übermüdet ein. Über meine Schicht in der Diskothek am heutigen Abend mache ich mir keine Gedanken. Unruhig und von Alpträumen gequält schlafe ich bis zum nächsten Morgen.

Wie soll es nur weitergehen?

Kapitel 10
Die eiskalte Realität

Völlig gerädert wache ich am nächsten Morgen auf und fühle mich, als hätte ich keine Sekunde geschlafen. Die Gedanken kreisen wirr durch meinen Kopf. Zum ersten Mal in meinen Leben bin ich von Zukunftsängsten geplagt.

Was werden die mir auf der Wache wohl sagen?

Mir ist bewusst, dass die Polizisten durch die mitgenommenen Unterlagen alles von mir wissen. Vermutlich sogar mehr, als ich es selbst weiß. Die meisten Briefe und Unterlagen habe ich schließlich nicht geöffnet. Daher ahne ich auch noch nicht, was mich bei dem heutigen Termin erwartet.

Oh Gott, noch vier Stunden, bis ich erfahre, was los ist.

Unruhig laufe ich in meiner Wohnung auf und ab. Ich weiß nicht so recht, wohin mit mir und meinen Sorgen darüber, was jetzt auf mich zukommen könnte. Noch kann ich mir nicht vorstellen, was passieren wird. Ernste Folgen hatte mein Verhalten für mich bisher nicht. Bislang musste ich lediglich kleinere Geldstrafen zahlen und einige Sozialstunden im Tierheim ableisten.

Ob es wohl diesmal wieder zu einer Geldstrafe kommt?

Ich tigere durch die Wohnung und versuche einen klaren Gedanken zu fassen, was mir jedoch nur schwer gelingt. Um mich auf den Termin vorzubereiten, gehe ich duschen, rasiere mich seit langer Zeit mal wieder gründlich und suche mir ordentliche Kleidung aus dem Schrank.

Was soll ich bloß machen?

Auch wenn ich derzeit nicht weiter weiß, ist es der erste Moment seit sehr langer Zeit, in der ich eines ganz sicher weiß: Es ist falsch, wenn ich jetzt in die Spielhalle gehe. Das Spielen würde mich ablenken, da bin ich mir sehr sicher. Ich weiß, dass ich jetzt unbedingt spielen möchte, aber ich entscheide mich dagegen. Eine Entscheidung, die ich sehr lange nicht mehr getroffen habe.

Eine Entscheidung, die mir sehr schwer- und zugleich leichtfällt. Ich habe kein Geld und müsste mir durch eine weitere Lüge etwas leihen. Irgendetwas in mir – und ich weiß selbst nicht, wo dieser Gedanke herkommt – sagt mir, dass es nicht der richtige Weg wäre, der mein Problem lösen würde.

Hätte ich diese Entscheidung doch bloß früher schon getroffen …

Ich bin vor meiner eigenen Situation weggelaufen und habe die Augen vor meinen Problemen verschlossen.

Am frühen Nachmittag treffe ich mich mit meinem Anwalt vor der Polizeiwache. Ein ungutes Gefühl macht sich in mir breit, welches auch mein Anwalt mir nicht nehmen kann. Er scheint Schlimmeres zu ahnen als ich in diesem Moment.

Ich betrete den Verhörraum und sitze zwei Polizeibeamten gegenüber. Auf dem Tisch steht eine Kiste mit drei dicken Ordnern. Schnell stelle ich fest, dass sich darin alle Briefe und Unterlagen, welche die Kriminalpolizei gestern in meiner Wohnung gefunden und mitgenommen hat, befinden. Im Gegensatz zu mir haben die Polizeibeamten alle Briefe geöffnet und durchgesehen. Sie bitten mich, Stellung zu diesen zu nehmen.

Peinlich berührt muss ich gestehen, dass ich nicht weiß, was ich dazu sagen soll, da ich die meisten Inhalte gar nicht kenne. Stirnrunzelnd blickt mich einer der beiden Beamten an und beginnt, mir meine Situation zu erläutern. Ich merke, wie mir das Atmen schwerfällt, als würde mir jemand auf die Brust schlagen. Die Luft bleibt mir weg, der Hals schnürt sich zu und alles beginnt sich zu drehen.

Fünfzig Gläubiger? Hat der gerade gesagt, dass ich fünfzig Leuten Geld schulde?

Entgeistert starre ich die beiden Polizeibeamten an, ich bekomme kein Wort heraus. Die beiden fordern mich auf, dass ich zu jedem einzelnen Gläubiger Stellung nehmen und meine Aussage tätigen soll. Dabei bin ich in diesem Moment völlig überfordert und weiß nicht einmal, wem ich alles Geld schulde. Von der Gesamtsumme ganz zu schweigen.

Das Verhör vergeht schleppend und die Zeit scheint zu stehen. Nach und nach arbeiten die Polizeibeamten die Gläubiger ab und ich muss zu jedem Einzelnen etwas sagen. Was mir stellenweise schwerfällt, da ich nicht mal weiß, wie viel Geld ich demjenigen schulde.
Stunden vergehen und ich werde mit einem Fehler nach dem anderen konfrontiert. Mit einem solchen Ausmaß hat auch mein Anwalt nicht gerechnet, der bereits mitten im Verhör zu einem anderen Termin muss und mir nicht weiter zur Seite stehen kann. Ich kämpfe mich also alleine durch das Gespräch mit den beiden Polizisten, bin völlig überfordert und überwältigt von den Schuldgefühlen, die mich währenddessen überkommen. Am Ende des Verhörs legt einer der beiden Polizeibeamten mir mein Führungszeugnis vor. Er macht mich darauf aufmerksam, dass ich wegen Internetbetrugs sowieso schon vorbestraft sei und es besser sei, dass ich meinen Anwalt nochmal kontaktiere.
Ich starre auf das vor mir liegende Dokument und so langsam wird mir das Ausmaß meines Handelns bewusst. Doch was der eine Polizeibeamte dann sagt, trifft mich wie ein Faustschlag.

Haftstrafe?

Meine Ohren beginnen zu rauschen, Tränen steigen mir in die Augen.

Haftstrafe!

Ich höre noch, wie einer der Männer sagt, dass das hier wirklich keine Kleinigkeit mehr sei. Mehr nehme ich nicht wahr und bin froh, dass das Gespräch nun beendet scheint. Ich sprinte förmlich aus dem beengten Raum, stoße die Haupteingangstür auf und stütze mich auf ein Straßenschild, um das Gleichgewicht nicht zu verlieren. Mir wird schwarz vor Augen. Ich muss mich erst einige Minuten sammeln und durchatmen, bevor ich wieder einigermaßen klar denken kann.
Nachdem ich mich ein wenig gesammelt habe, rufe ich mit belegter Stimme meinen Anwalt an und schildere ihm mit knappen Worten den restlichen Gesprächsverlauf mit den Polizeibeamten. Er versichert mir, dass er sofort Akteneinsicht beantragen

und sich mit mir in einigen Tagen in seiner Kanzlei treffen wird. Niedergeschmettert und übermannt von meinen eigenen Emotionen mache ich mich nach viereinhalb Stunden Verhör auf der Polizeiwache auf den Heimweg. Völlig erschöpft möchte ich nur noch alleine sein und mich in meine Wohnung flüchten.

Mir droht wirklich eine Haftstrafe? Ich bin doch kein Krimineller!

Kapitel 11
Die Konsequenzen

Die sieben Tage nach meinem Verhör bei der Polizei sind die bislang längsten meines Lebens. Sieben Tage, in denen meine Gedanken darum kreisen, ob ich wirklich eine Haftstrafe antreten muss.

Das wollte ich doch nie!

Der bloße Gedanke daran lässt mir jedes Mal die Luft wegbleiben und mir schießen die Tränen in die Augen. Ich kann nichts dagegen tun und muss abwarten, was mein Anwalt mir sagen wird. Um diesen Gedanken zu entfliehen, verbringe ich jede freie Minute in der Spielhalle. Zum Glück ist es Anfang des Monats und das aktuelle Monatsgehalt ist noch auf meinem Konto. Kaum betrete ich die Spielhalle, sind meine Probleme vergessen und ich konzentriere mich nur auf das Spiel. Beim Verlassen der Halle überkommen mich meine Probleme zwar jedes Mal wieder aufs Neue, aber immerhin kann ich einen Großteil des Tages sorgenfrei am Automaten verbringen.

Als der Tag des Termins bei meinem Anwalt endlich gekommen ist, mache ich mich mit gemischten Gefühlen auf den Weg in die Kanzlei.

Ich bin froh, dass ich heute endlich Gewissheit erlangen werde und dann weiß, in welche Richtung die Konsequenzen meines Handelns gehen werden. Andererseits hoffe ich, dass mein Anwalt mir sagen wird, dass die Polizeibeamten unrecht hatten und ich keiner Haftstrafe entgegenblicken muss.

In der Kanzlei angekommen lassen die schlechten Nachrichten nicht lange auf sich warten. Mein Anwalt offenbart mir, dass ich in zehn Fällen wegen Betrugs und in vierzig Fällen sogar wegen gewerblichen Betrugs angeklagt werde.

Gewerblicher Betrug in vierzig Fällen? Das kann ja nicht gut ausgehen.

Stotternd vor Angst frage ich nach, ob mir wirklich eine Haftstrafe drohe. Hingegen der letzten Hoffnung, die ich bis zu diesem Zeitpunkt noch hatte, prognostiziert er mir keine guten Chancen. Aufgrund meiner Vorstrafen und der großen Reichweite meiner jetzigen Straftat ist damit zu rechnen, dass eine Haftstrafe eintreten wird. Hoffnungslos sitze ich nun in seinem Büro und habe einen Kloß im Hals.

Ich weiß nicht mehr weiter.

Mir fehlen die Worte, um etwas dazu sagen zu können. Stumm sitze ich dem Mann gegenüber, in den ich meine letzte Hoffnung setze. Dieser erzählt mir, dass es bei der Caritas eine Anlaufstelle für Spielsüchtige gibt. Er rät mir, dass ich mich um eine stationäre Therapie kümmern soll, um Hilfe bei meiner Spielsucht zu bekommen.

Ich bin spielsüchtig?

Es trifft mich wie ein Schlag. Noch nie habe ich es ausgesprochen, noch nie habe ich auch nur darüber nachgedacht. Seit zwei Jahren betrüge und belüge ich Leute um Geld, nur um in die Spielhalle gehen zu können. Seit zwei Jahren leihe ich mir Geld, verspiele es und habe keinen Überblick, um wie viel es sich dabei handelt. Seit zwei Jahren ist mir alles egal, Hauptsache, ich kann an den Automaten spielen gehen. In den letzten zwei Jahren habe ich wegen des Geldes und des Spielens alles Wichtige in meinem Leben verloren.

Ich bin spielsüchtig …

Sprachlos und überwältigt von diesem Gedanken verspreche ich meinem Anwalt, dass ich mich sofort um einen Therapieplatz kümmern werde.

Eine Therapie soll mir helfen?

Schockiert über mein eigenes Verhalten der letzten beiden Jahre verlasse ich die Anwaltskanzlei. Ich trete durch die Tür und bleibe dort für einige Minuten reglos stehen. Die Wahrheit trifft mich eiskalt.

Ja, ich bin spielsüchtig.

Frustriert mache ich mich auf den Heimweg. Ich weiß meine Gedanken nicht richtig einzuordnen. Ich gehe los, zügig und mit gesenktem Kopf an der Spielhalle vorbei, direkt nach Hause. Dort angekommen mache ich die Jalousien runter, sodass meine Wohnung komplett abgedunkelt ist. Ich schalte den Fernseher ein und lege mich in mein Bett. Dort bleibe ich liegen und verstecke mich vor meinem Alltag. Es scheint aussichtslos.

Ich rufe meinen Vermieter nicht zurück, aus Angst, dass er mich auf die Straße setzen wird.

Ich gehe nicht zur Berufsschule und nicht zur Arbeit.

Warum auch?

Mein Handy schalte ich aus, nachdem es ununterbrochen klingelte. Ich schaue nicht nach, wer dauernd versucht, mich zu erreichen. Ich vermute aber, dass es sich bei dem Anrufer um meinen Chef oder meinen Vermieter handelt. Niemand, mit dem ich reden möchte. Selbst wenn es mein Anwalt wäre, hätte ich keine Kraft übrig für weitere schlechte Nachrichten.

Drei Tage harre ich aus, ohne zu essen, ohne Licht. Geplagt von Selbstmitleid und Ängsten liege ich in meinem Bett. Ohne Hoffnung liege ich oft stundenlang da und frage mich, wie das alles passieren konnte.

Was bin ich nur für ein Mensch?

Mein Leben erscheint mir völlig sinnlos und meine Probleme aussichtslos.

Am vierten Tag nach dem Anwaltstermin stehe ich das erste Mal auf und kaufe mir eine Kleinigkeit zu essen. Per Zufall sehe ich, dass der Briefkasten beinahe überquillt. Ich nehme die Post mit in die Wohnung. Das meiste sind zum Glück Werbeflyer und Prospekte. Ein Brief sticht mir allerdings sofort ins Auge und umgehend macht sich ein ungutes Gefühl in meiner Magengegend breit.

Oh nein, was will mein Arbeitgeber denn jetzt von mir?

Tagelang habe ich mich dort nicht blicken lassen, noch nicht einmal krankgemeldet habe ich mich. Auch in der Berufsschule

war ich schon sehr lange nicht mehr. Lieber habe ich mir die Zeit in der Spielhalle vertrieben.
Eilig öffne ich den Briefumschlag und lese mir das Schreiben durch.

Scheiße.

Ich halte schockiert die fristlose Kündigung in der Hand.

Na super, jetzt auch noch das!

Unverzüglich greife ich zum Telefon und rufe meinen Anwalt an. In der Hoffnung, dass dieser noch etwas gegen die Kündigung machen kann.

Vielleicht kann er mit meinem Arbeitgeber sprechen.

Er bietet mir seine Hilfe an und hat bereits eine Stunde später einen Gesprächstermin mit meinem Chef vereinbart. Wir werden uns morgen zu dritt in seinem Büro treffen.

Wenigstens einer, der mir momentan hilft!

Am nächsten Tag mache ich mich mit Bauchschmerzen auf den Weg zur Diskothek. Vor der Tür wartet bereits mein Anwalt auf mich. Wir unterhalten uns kurz über die Situation und er macht mir klar, dass er keine großen Hoffnungen aufbringen kann, dass es für mich eine Chance auf das Weiterführen meiner Ausbildung geben wird. Der Chef erwartet uns bereits in seinem Büro und schnell wird mir klar, dass ich großen Mist gebaut habe.
Erst jetzt wird mir bewusst, welche Konsequenzen das Schwänzen der Berufsschule und das Fernbleiben vom Arbeitsplatz mit sich bringt. Und das wegen des Spielens!
Ich sitze meinem Chef eine Stunde lang gegenüber und wir besprechen die Situation. Ich bin froh, dass mein Anwalt mich begleitet. Alleine hätte ich das nicht geschafft. Zu meiner Enttäuschung behält er jedoch recht und ich bekomme von meinem Chef keine zweite Chance, um meine Ausbildung in der Diskothek weiterführen oder gar beenden zu können. Ein kleiner Trost ist es, dass er trotz all dem Mist, den ich verbockt habe, so nachsichtig mit mir ist, dass er die fristlose Kündigung zurückzieht und wir uns auf eine einvernehmliche Aufhebung des Ausbildungsvertrags einigen. Mit dem Gespräch endet auch

mein Arbeitsverhältnis in der Diskothek und ein weiteres Stück Hoffnung stirbt in mir.

Das war's jetzt wohl.

Alleine in der Bahn sitzend wird mir bewusst, welche Auswirkungen das Spielen in den letzten zwei Jahren auf mein Leben hatte. Meine Familie hat sich von mir abgewandt, meine Freundin habe ich so schlecht behandelt, dass sie den Kontakt abgebrochen hat. Einen Freundeskreis habe ich durch meine Lügen auch nicht mehr. Meine Ausbildung kann ich nicht abschließen, ich habe keinen Job mehr.

Ich verdiene kein Geld mehr und sitze auf einem Berg von Schulden.

Fünfzig Gläubiger sitzen mir im Nacken, die ihr Geld wiederbekommen wollen. Ich habe jeden belogen und betrogen, nur um weiterhin spielen zu können. Und jetzt auch noch die ganzen Straftaten, die mich in das Gefängnis bringen könnten.

Was hat mein Leben jetzt noch für einen Sinn?

Kapitel 12
Das ungewohnte Gefühl

Auch eine Woche nach dem Termin bei meinem Anwalt habe ich den Sinn des Lebens nicht für mich wiederentdeckt. Ich schleppe mich mehr durch den Alltag, als dass ich zurzeit Freude daran hätte. Voller Selbstmitleid verstecke ich mich vor allem, was ich zu erledigen hätte. Meinen Vermieter habe ich immer noch nicht kontaktiert, ich ignoriere weiterhin seine Anrufe. Auch um einen neuen Job habe ich mich nicht gekümmert. Diesen Monat ist das aber noch kein allzu großes Problem, das letzte Monatsgehalt meiner vorherigen Arbeitsstelle ist noch auf dem Konto.

Teilweise jedenfalls …

Immerhin habe ich mich auf Anraten meines Anwalts bei der Caritas gemeldet und eine stationäre Therapie beantragt.

Netterweise hilft mir eine Therapeutin bei den ganzen Anträgen, alleine hätte ich sicherlich aufgegeben, bevor der Antrag fertiggestellt worden wäre. Der Zeitaufwand dafür ist enorm und man muss sich einiges an Fehlern eingestehen. Ein Neurologe muss sogar bestätigen, dass man ohne professionelle Hilfe an der aktuellen Lebenssituation nichts ändern kann.

Ohne Hilfe komme ich da nicht raus?

Einmal die Woche gehe ich zu dieser Therapeutin. Es ist für mich aber lediglich ein Pflichttermin, bis der Antrag für die Therapie gestellt ist. Wirklich ernst nehme ich diese Hilfe nicht. Ich muss mit ihr über meine Sucht sprechen und einen Sozialbericht über mich selbst und meine Situation schreiben.

Was interessiert die das denn?

Den Sozialbericht fülle ich halbherzig aus. Ich muss angeben, wer ich als Mensch bin, was ich beruflich mache. Außerdem soll ich schildern, wo meine Probleme liegen.

Auch die Therapeutin ist darauf aus, dass ich mit ihr über meine Sucht spreche. Zum ersten Mal in meinem Leben konfrontiert mich jemand mit Fragen rund um das Spielen in meinem Leben. Sie möchte jedes Mal zu Beginn der Therapiestunde von mir wissen, ob ich seit unserem letzten Gespräch gespielt habe. Jedes Mal verneine ich diese Frage mit fester und glaubhafter Stimme.

Was bringt mir das hier?

Die Therapeutin bemerkt nicht, dass ich sie Termin für Termin anlüge. Und auch mich überzeuge ich davon, dass ich kein Problem habe. Was ist schon dabei, dass ich vor und auch nach den Terminen mit ihr in der Spielhalle bin? So wie an allen anderen Tagen auch. Ich bin froh um jeden Moment, den ich nicht alleine zu Hause verbringen muss. Dort holen mich die ganzen Sorgen und Ängste ein, die ich in der Spielhalle aus meinem Kopf verdrängen kann.

Auch heute bin ich wieder auf dem Weg dorthin. Ich entscheide mich aber spontan dazu, dass ich heute ausnahmsweise in eine andere Spielhalle gehen werde.

Vielleicht klappt es dort endlich noch mal mit dem Gewinnen.

Also mache ich mich auf den Weg zur Bahn. Wie gewohnt der Blick nach links und rechts, bevor ich einsteige.

Glück gehabt, kein Kontrolleur da.

Kurze Zeit später stehe ich vor einer neuen Spielhalle, in der ich noch nie war, von der ich aber schon mehrmals erzählt bekommen habe. Ich drücke die Eingangstür auf und mir kommt eine alte, stickige Luft entgegen. Ich erkenne sofort, dass diese Halle größer als meine übliche ist. Die Automaten scheinen sich auf vier Räume zu verteilen. Und dennoch ist fast jeder Automat besetzt. Ich gehe in die Eingangshalle hinein. In der Mitte steht eine große runde Theke. Mein Blick schweift durch die Halle und ich versuche mir einen Überblick darüber zu verschaffen, an welchem Automaten ich gleich spielen kann. Doch plötzlich bleibt mein Blick in der Mitte des Raums hängen. An ihr.

Zum ersten Mal seit Langem fühle ich mich lebendig und empfinde etwas.

Wie hübsch sie ist!

Sie lächelt mich so nett an, wie es lange niemand mehr getan hat.

Freundlich fragt sie, ob sie mir weiterhelfen könne. Völlig überwältigt von ihr bekomme ich keinen Ton raus. Ich schüttle lediglich den Kopf und will an ihr vorbeigehen, um an einem Automaten Platz zu nehmen. Als wäre ich noch nie in einer Spielhalle gewesen, hält sie mich auf und bittet mich um meinen Ausweis.

Peinlich, sie muss mich ja für einen totalen Trottel halten.

Mit feuchten Händen ziehe ich mein Portemonnaie aus der Hosentasche und krame nach meinem Personalausweis. Mit zittrigen Knien und einem Kribbeln im Bauch zeige ich ihr den Ausweis.

Mensch, was ist denn los mit dir?!

Sie wünscht mir viel Spaß und fragt mich, ob ich was trinken möchte. Ich kann nicht aufhören, auf ihr Lächeln zu starren, und kann mich nicht richtig konzentrieren. Das Getränk lehne ich zunächst ab und begebe mich auf die Suche nach einem freien Automaten. Überrumpelt von meinen eigenen Gefühlen setze ich mich auf den nächstbesten freien Stuhl.

So habe ich schon lange nicht mehr empfunden.

Überhaupt habe ich sehr lange nichts anderes als Selbstmitleid empfunden.

Mein Portemonnaie und den Personalausweis halte ich immer noch in der Hand. Ich tausche den Personalausweis gegen das erste Zweieurostück für heute und werfe es in den Automaten.

Fünfzig Euro Einsatz für heute müssen reichen!

Die Hälfte meines Monatsgehalts habe ich schon verspielt, viel ist nicht mehr übrig.

Doch heute geschieht etwas, das seit Langem nicht mehr passiert ist. Ich kann nicht in das Spiel abtauchen und damit meine Umwelt vergessen. Eher im Gegenteil: Ich kann mich nicht auf das laufende Spiel konzentrieren, es interessiert mich nicht so sehr wie die hübsche Mitarbeiterin an der Theke. Immer wieder schweift mein Blick zu ihr hinüber und ich wende mich vom Spiel ab.

Erst als die Melodie sich ändert und mir signalisiert, dass ich gewonnen habe, zieht das Spiel mich in seinen Bann.

Geil! Einhundertdreißig Euro Gewinn bei zehn Euro Einsatz! Endlich läuft es nochmal gut.

Und so verläuft der Abend weiter. Ich fühle mich gut, ich fühle mich beflügelt. Seit langem fühle ich mich mal wieder unbeschwert. Die ganze Last, die Sorgen und Ängste der letzten Wochen fallen von meinen Schultern ab und ich habe das Gefühl, dass ich endlich wieder aufatmen kann. Wenn auch nur für einen Abend. Hier kennt mich niemand und es weiß niemand über meine Spielsucht Bescheid. Mein Selbstbewusstsein ist heute zum ersten Mal wieder vorhanden.

Das Glück ist auf meiner Seite, durch weitere Freispiele liegt mein Gewinn schon bei über zweihundert Euro. Euphorisch gestimmt durch den Gewinn nehme ich hinter mir eine zarte Stimme wahr, die mich darauf hinweist, dass ich es mir schnell rausnehmen soll, bevor es weg ist. Ich drehe mich rum und sehe sie. Sie steht direkt hinter mir, wünscht mir weiterhin viel Glück und verabschiedet sich lächelnd mit hoffnungsvoller Stimme, dass man sich vielleicht beim nächsten Mal wiedersieht.

Ganz bestimmt möchte ich dich wiedersehen.

Kapitel 13
Das gewohnte Gefühl

Wie gelähmt sitze ich auf meinem Stuhl und schaue ihr hinterher.

Hat sie wirklich mich gemeint?

Dass sich jemand für mich interessiert und so freundlich zu mir ist, bin ich nicht mehr gewohnt. Und auch, dass ich mich für jemand anderen als für mich und das Spielen interessiere, ist mir fremd geworden. Minutenlang sitze ich mit meinem Geld in der Hand auf dem Stuhl vor dem Automaten und denke an nichts als an ihr Lächeln und die Art, wie sie mit mir gesprochen hat. Keine Vorwürfe, keine Wut, keine Enttäuschung. Sie war einfach nur nett.

Der Blick auf die Uhr reißt mich in die Realität zurück.

Mist, schon 2 Uhr.

Die letzte Bahn habe ich verpasst und der Fußweg nach Hause ist zu lang. Auf einen Schlag ist meine gute Laune wie weggeblasen. Der Gedanke an meine kalte, verlassene Wohnung macht mich traurig. Also bleibe ich regungslos vor dem Automaten sitzen. Die Spielhalle ist vierundzwanzig Stunden geöffnet, also kann ich noch sitzen bleiben. Ich starre auf den Bildschirm und stelle zu meiner Überraschung fest, dass ich keine Lust auf ein weiteres Spiel habe. Also lasse ich mir das Geld auszahlen und verlasse die Spielhalle.

Ich gehe raus, zünde mir eine Zigarette an und stehe alleine auf dem Gehweg. Die kalte Winterluft peitscht mir um die Ohren und ich ziehe meine Jacke bis oben hin zu. Die Gedanken kreisen mir durch den Kopf, all die Probleme sind plötzlich wieder präsent. Der heutige Gewinn von insgesamt zweihundertvierzig Euro gerät in Vergessenheit, obwohl es der höchste seit Langem ist. Immerhin kann ich mir ein Taxi leisten und bin zwanzig Minuten später in meiner Wohnung angekommen. Die Miete dafür habe ich seit drei Monaten nicht gezahlt und auch die Stromrechnungen sind seit einiger Zeit offen.

Wie lange das wohl noch gut geht?

Jeden Tag hoffe ich, dass sie mir den Strom nicht abstellen und mein Vermieter mich nicht auf die Straße setzt. Vor allem jetzt im kalten Dezember wüsste ich nicht, wohin ich gehen sollte. Es gibt niemanden, bei dem ich unterkommen könnte. Nicht einmal zu Weihnachten nächste Woche haben meine Eltern mich eingeladen.

Sie helfen mir sicherlich nicht weiter, sollte der Vermieter mich aus der Wohnung werfen.

Ich schalte belanglos den Fernseher ein, schließe die Jalousien und lege mich in mein Bett. Wie jeden Abend verfolgen mich meine Gedanken bis zum Einschlafen. Aber heute drehen diese sich nicht ums Spielen oder um die Tatsache, wie ich an Geld gelange. Heute drehen sich meine Gedanken nur um sie.

Morgen fahre ich wieder in die Spielhalle, um sie wiedersehen zu können.

Kapitel 14
Das wunderbare Neue

Mittlerweile fahre ich seit zwei Wochen täglich in die neue Spielhalle, nur um sie wiederzusehen. Auf dem Hinweg kann ich es kaum abwarten, ob sie auch da sein wird. Wir verstehen uns immer besser und unterhalten uns immer sehr angeregt. Bei ihr fühle ich mich einfach gelassen und wohl. Oft bin ich stundenlang in der Spielhalle, ohne dass ich auch nur einen Gedanken an die Automaten und das Spielen verschwende. Ab und an werfe ich mal eine Münze in den Automaten. Das Spiel beende ich aber immer schnell, da mir die Gespräche mit ihr wichtiger sind als die Zeit alleine am Automaten. Wir sitzen zusammen an der Theke, unterhalten uns und trinken einen Kaffee nach dem anderen. Nachts schlagen wir uns die Stunden mit Gesprächen um die Ohren und lernen uns besser kennen.

Natürlich möchte sie auch mehr über mich wissen.

Ich erzähle ihr doch nicht, was bei mir los ist. Dann will sie sicherlich nichts mit mir zu tun haben.

Ich erzähle ihr, dass ich in der Veranstaltungsbranche tätig bin und einen gut bezahlten Job in Köln habe. Sie soll denken, dass ich mit beiden Beinen sicher im Leben stehe und dieses unter Kontrolle habe. Dass dies momentan nicht der Fall ist, verschweige ich ihr gekonnt. Ich versuche sie zu beeindrucken und lade sie regelmäßig zum Frühstück ein, nachdem wir die Nacht zusammen in der Spielhalle verbracht haben. Sie lehnt es jedoch immer ab, da sie einen Freund hat, der zu Hause auf sie wartet.

Auch heute sitzen wir wieder gemeinsam bei einem Kaffee an der Theke und vertreiben uns die Zeit, bis sie Feierabend hat. Sie erzählt mir, dass der Job ihr eigentlich keinen Spaß macht und dass sie diesen lediglich wegen der guten Bezahlung macht. Sie erzählt mir, dass sie sich für einen neuen Job beworben hat. Sie möchte gerne zur Bundeswehr gehen und in einigen Wochen steht ein Bewerbungsgespräch für sie an. Sie hofft, dass das klappt und sie hier in der Spielhalle endlich kündigen kann. Und was sie dann sagt, öffnet mir die Augen und trifft mich härter, als ich gedacht hätte.

Sie will mit diesen Leuten, die hier stundenlang sinnlos vor den Automaten rumsitzen, nichts zu tun haben? Also will sie mit mir eigentlich auch nichts zu tun haben …

Sie reißt mich mit ihrer nächsten Frage jedoch schnell aus diesem Gedanken heraus. Oft will sie wissen, wann ich arbeiten muss oder wie mein Arbeitstag war.

Auch heute interessiert sie sich dafür, wann ich zur Arbeit muss. Mittlerweile habe ich kein Problem damit zu lügen. Ich habe das Schauspielern gut gelernt und kann den Leuten vormachen, was ich mir selbst ausmale. So auch heute. Auf ihre Nachfrage hin, wann ich zur Arbeit los muss, erzähle ich ihr, dass ich Urlaub habe. Sie wird weder misstrauisch noch denkt sie darüber nach, dass ich sie anlügen könnte. Und aus dem Nichts heraus sagt sie etwas, an das ich nicht mehr geglaubt, es aber dennoch täglich gehofft habe.

Sie will tatsächlich mit mir frühstücken gehen?

Ich lade sie also in eine nahe gelegene Bäckerei zum Frühstück ein. Es ist schön, dass wir uns außerhalb der Spielhalle treffen und näher kennenlernen können. Es dauert nicht lange, bis sie mir sagt, dass sie sich von ihrem Freund getrennt habe und mich gerne besser kennenlernen möchte. Vor lauter Glück kann ich nicht aufhören zu strahlen. Seit Langem fühle ich mich gut und entwickle Glücksgefühle, ohne dass das Geld dabei von Bedeutung ist. Ich kann es kaum glauben, dass sich endlich nochmal jemand für mich interessiert.

Einige Tage später hat sich bereits ein gemeinsamer Alltag eingependelt. Wie verbringen nun auch die Freizeit miteinander und treffen uns außerhalb der Spielhalle. Wenn sie frei hat, verbringt sie die Zeit mit mir in meiner Wohnung, wenn sie arbeiten muss, begleite ich sie oder gehe in die andere Spielhalle, um zu spielen, ohne dass sie es mitbekommt. Meistens sage ich ihr, dass ich arbeiten bin. Sie hat es geschafft, dass ich mich in meiner eigenen Wohnung wieder wohl und geborgen fühle. Ich komme wieder gerne nach Hause und habe jemanden an meiner Seite, der mich als Person zu schätzen weiß.

Zumindest die Person, die ich ihr vormache zu sein.

Sie lässt mich die letzte Zeit vergessen, in der ich mich so einsam gefühlt habe. Die vergangenen Wochen waren für mich nicht einfach. Sogar Weihnachten und Silvester habe ich alleine in meiner Wohnung verbracht, weil ich niemanden hatte, bei dem ich an diesen Tagen sein konnte.

Aber sie schafft es, dass ich mich wieder lebendig und geliebt fühle. Dank ihr beginnt das neue Jahr besser, als das alte endete.

Doch was passiert, wenn sie die Wahrheit kennenlernt?

Kapitel 15
Der Tag der Wahrheit

Ich stehe in meiner Wohnung und ziehe mir warme Kleidung an, um raus in den kalten Januartag zu gehen. Meine Freundin ist arbeiten und auch heute werde ich in meine alte Spielhalle gehen, damit sie nicht bemerkt, dass ich spielen gehe. Ich packe gerade mein Portemonnaie in die Hosentasche, als mich die Türklingel zusammenzucken lässt.

Mist, hoffentlich ist das nicht der Vermieter!

Dessen Anrufe ignoriere ich immer noch und gehe ihm aus dem Weg. Aber wer sollte sonst klingeln, außer meiner Freundin besucht mich niemand.

Da aber das Licht brennt und die Jalousien oben sind, kann ich nicht so tun, als wäre ich nicht zu Hause. Widerwillig und mit schlechtem Gefühl im Bauch gehe ich zur Tür und blicke dem Postboten entgegen. Dieser vergewissert sich, wer ich bin, bevor er mir zwei Einschreiben in die Hand drückt.

Oh je, das kann doch nichts Gutes bedeuten.

Und tatsächlich, das erste Schreiben ist von meinem Vermieter. Hektisch reiße ich den Umschlag auf und überfliege die erste Zeile.

Puh, nur eine Abmahnung.

Mit diesem Gedanken lege ich den Brief beiseite, schenke diesem keine weitere Beachtung und öffne das zweite Einschreiben.

… Hiermit begrüßen wir Sie am 12.02.2012 zur stationären Aufnahme in unserer Klinik …

Mist, die Therapie!

Durch den neuen Alltag mit meiner Freundin ist diese in Vergessenheit geraten. Lange habe ich nicht mehr darüber nachgedacht, dass die Therapie und auch das Gerichtsverfahren noch anstehen. Beides habe ich erfolgreich verdrängt. Doch nun halte ich es schwarz auf weiß in meinen Händen. In drei Wochen muss ich den stationären Aufenthalt in der Klinik antreten, so ist es mit meinem Anwalt und der Caritas ausgemacht.

Was soll ich meiner Freundin erzählen, wo ich acht Wochen lang sein werde?

Mir ist bewusst, dass ich die Therapie zum genannten Termin antreten muss. Eine Haftstrafe möchte ich nicht riskieren. Allerdings zittern mir die Knie bei dem Gedanken daran, dass ich meiner Freundin die Wahrheit sagen muss.

Ich lasse mich auf mein Bett sacken und sitze dort für einige Zeit. Ich überlege, was ich ihr sagen soll.

Ich muss ihr erzählen, dass ich spielsüchtig bin und große Probleme habe. Ich will sie aber nicht verlieren.

Minutenlang sitze ich da und überlege mir, wie sie wohl reagieren wird. Immerhin habe ich sie die gesamte Zeit, in der wir uns kennen, angelogen und ihr ein Leben vorgespielt, das ich lange nicht mehr führe. Ich ärgere mich über mich selbst.

Warum hast du sie auch angelogen, anstatt von Anfang an ehrlich zu sein? Jetzt hast du dir wieder neuen Ärger eingebrockt.

Mir wird bewusst, dass ich nicht nur sie, sondern auch mich selbst belogen habe, und fasse den Entschluss, dass es endlich Zeit wird, damit anzufangen, zu meiner Spielsucht und zu meinen Fehlern zu stehen.

Ich stehe auf, nehme mein Handy aus der Jackentasche und schreibe ihr eine Nachricht, dass sie doch bitte heute nach Feierabend zu mir kommen soll, da ich ihr etwas Wichtiges erzählen muss. Ich muss die Nachricht einige Male eintippen, da meine Finger vor Nervosität so kalt und zittrig sind, dass es mir nicht direkt fehlerfrei gelingt. Keine Minute später kommt bereits ihre Antwort. Sie sagt zu und erkundigt sich, ob es etwas sehr Schlimmes sei.

Ja, leider.

Ich packe das Handy weg, ohne ihr darauf zu antworten. Ich würde die richtigen Worte gerade sowieso nicht finden und möchte lieber mit ihr persönlich darüber sprechen. Ich ziehe meine Jacke wieder aus und entgegen meiner vorherigen Pläne mache ich mich nicht auf den Weg in die Spielhalle, sondern verharre in meiner Wohnung und versuche mir zurechtzulegen, was ich ihr später sagen werde. Doch mein Kopf scheint voller Gedanken und trotzdem leer zu sein. Es fällt mir schwer, mich zu konzentrieren.

Die drei Stunden, die ich nun überbrücken muss, bis sie Feierabend hat, sind die längsten seit Langem. Als es endlich an der Tür klingelt, bin ich erleichtert, dass ich sie wiedersehe, gleichzeitig jedoch zieht sich mir der Magen zusammen, wenn ich an das bevorstehende Gespräch denke.

Jetzt wird sie mich verlassen.

Sie betritt meine Wohnung und fragt mich, was denn los sei. Da ich ihr nicht geantwortet habe, hat sie sich den ganzen Tag über Sorgen um mich gemacht.

Dass sich jemand Sorgen um mich macht, habe ich schon lange nicht mehr gehört. Ich kann ihr darauf keine Antwort geben, ich finde keine Worte, obwohl mir die Gedanken wirr im Kopf herumkreisen. Stattdessen gehe ich zum Schreibtisch, nehme den Brief der Klinik und reiche ihr diesen mit der Bitte, dass sie einen Blick darauf werfen soll. Es kommt mir vor, als bliebe die Zeit stehen. Ich weiß nicht, wo ich hinschauen soll und ob ich mich neben sie setzen soll, während sie liest. Am liebsten würde ich mich verstecken und dem anstehenden Streit aus dem Weg gehen. Ich erwarte Tränen und Wut, weil ich sie die ganze Zeit über, wie alle anderen Menschen in der letzten Zeit zuvor auch, belogen habe. Sie blickt von dem Schreiben auf, schaut mich an und fragt mich in leisem Ton, warum ich denn nichts sage.

Warum ich nichts sage?

Perplex von dieser Reaktion bleibe ich sprachlos vor ihr stehen.

Sie lässt mir die Chance, mich zu äußern, ohne dass sie wütend losschreit und mir meine Fehler vorhält?

Sie streckt mir ihre Hand entgegen und bittet mich, dass ich mich neben sie setze. Sie zieht mich näher zu sich und nimmt mich in den Arm.

Und dann passiert etwas, das ich zuvor nicht kannte. Ich lasse zu, dass meine Gefühle mich überkommen, und fange an zu schluchzen. Ich lasse zu, dass sie meine Verzweiflung und Gefühle bemerken darf. Von meiner Kindheit an bin ich es gewohnt, dass ich anderen gegenüber meine wahren Gefühle zu verbergen habe und es von Schwäche zeugt, wenn ein Mann weint. In diesem Moment denke ich jedoch nicht an die mahnenden Worte meiner Eltern, dass ich keine Schwäche zeigen darf.

Ich lasse all den Schmerz, den Frust, die Verzweiflung und auch die Wut über mich selbst raus. Ich zeige ihr meine wahren Gefühle, ohne mich dafür zu schämen.

Ich sitze hier und weine, obwohl ich derjenige bin, der die Fehler gemacht hat?

Und sie bleibt bei mir, nimmt mich noch fester in den Arm und lässt mich nicht alleine. Sie schafft es, dass ich mich geborgen fühle, und plötzlich merke ich, dass ich offen mit ihr sprechen kann. Zwei Stunden lang erzähle ich ihr, was in meinem Leben los ist. Ich erzähle ihr von der Spielsucht und von den Straftaten, die ich begangen habe, um an Geld zu kommen. Ich erzähle ihr von meinen Eltern, meiner verlorenen Ausbildungsstelle. Ihr kann ich sogar erzählen, dass ein Gerichtsverfahren ansteht und eine Haftstrafe im Raum steht. Sie ist die erste Person, vor der ich meine Ängste und Gefühle offenbaren kann. Und sie sitzt da, sieht mich an und hört mir aufmerksam zu. Es fällt mir im Laufe des Gesprächs immer leichter, mir alles von der Seele zu reden. Ich merke, wie mir ein Stein vom Herzen fällt, dass sie nun alles weiß. Zum ersten Mal bemerke ich, dass es auch mir guttut, meine Sorgen und Probleme laut auszusprechen und mir die Wahrheit einzugestehen. Nachdem ich ihr mein Herz ausgeschüttet habe und die ganze Wahrheit ans Tageslicht gelangt ist und sie zwei Stunden lang nur zugehört hat und mich erzählen ließ, sagt sie endlich etwas.

Mit verletzter Stimme fragt sie mich, warum ich auch sie belogen habe, anstatt mit ihr darüber zu sprechen. Sie versichert mir, dass ich mit ihr hätte reden können.

Wahrscheinlich wäre das auch besser gewesen, anstatt mich ihr gegenüber zu verstellen.

Ohne groß darüber nachzudenken, antworte ich auch darauf mit der Wahrheit.

Ich erzähle ihr von meiner Angst, dass sie mich nicht hätte kennenlernen wollen, wenn sie die Wahrheit über mich gekannt hätte. Ich sage ihr, dass ich mich dafür schäme, dass ich keinen Job und kein Geld mehr habe.

Ich offenbare ihr, dass ich selbst in das Schauspiel geflüchtet bin, welches ich ihr vorgemacht habe. Mit den Lügen, die ich ihr erzählt habe, habe ich auch mir selbst meine Probleme und Sorgen verschwiegen.

Und zu guter Letzt nehme ich all meinen Mut zusammen und sage ihr, dass sie mich damit eingeschüchtert habe, als sie sagte, sie möchte mit diesen Menschen nichts zu tun haben. Ich habe mich dadurch schlecht gefühlt und zeitgleich hat sie mir auch die Augen geöffnet und mich zum Nachdenken angeregt, ob ich mit solchen Menschen etwas zu tun haben möchte. Nachdem sie nun alles von mir weiß, bittet sie mich, dass ich ihr alles zeige. Sie möchte die Schreiben von der Staatsanwaltschaft und der Kriminalpolizei sehen, meine Schulden und alles, was ich sonst noch vorzuzeigen habe.

Ich erzähle ihr alle meine Fehler, sage ihr, dass ich sie belogen habe, und sie sitzt immer noch neben mir, hält meine Hand und interessiert sich für mein Leben und meine Probleme?

Sie überwältigt mich mit ihrer Reaktion. Sie schafft es mal wieder, dass ich mich menschlich fühle. Sie schafft es, dass ich überhaupt wieder etwas fühle. Völlig überwältig höre ich mich selbst sagen, wie leid es mir doch tut und dass ich hoffe, dass sie mir meine Lügen und mein Verhalten verzeihen kann. Und mit diesem Verhalten überrasche ich mich selbst. Ich erinnere mich nicht, wann ich das letzte Mal jemanden um Verzeihung gebeten und mich für meine Fehler entschuldigt habe. Und vor allem erinnere ich mich nicht, dass ich meine Fehler so offen vor mir selbst und jemand anderem eingestanden habe. Ich bitte sie um

Verzeihung, weil es mir wichtig ist, dass ich sie nicht verliere. Vor ihr schäme ich mich in diesem Moment nicht, dass ich verletzlich wirken könnte.
Und es zahlt sich aus. Sie nimmt meine Hand, küsst mich und sagt mir, dass wir das alles hinbekommen und sie an meiner Seite sein wird.

So gut kann sich also die Wahrheit anfühlen.

Kapitel 16
Der langersehnte Arschtritt

Umgehend stellt sich heraus, dass sie es tatsächlich ernst meinte. Sie ist an meiner Seite und hilft mir. Sie sitzt neben mir und hört mir bei allem zu, was mich belastet. Sie spricht mir gut zu, dass ich keine Angst vor der Therapie haben muss. Sie versichert mir, dass auch die Schuldenrückzahlung möglich sei und dass ich meine Sucht in den Griff bekomme.

Bereits am nächsten Morgen sitzen wir gemeinsam am Computer und schauen uns die Klinik an. Alleine hätte ich das sicherlich nicht getan, aber sie will mir meine Angst nehmen und zeigt mir die Internetseite.

Sieht gar nicht so schlimm aus.

Die Klinik macht auf den Bildern sogar einen einladenden Eindruck. Ringsherum ist nur Wald und alles wirkt nett eingerichtet. Die Angst kann sie mir jedoch nicht komplett nehmen. Immerhin beträgt die Entfernung von meiner Wohnung bis zu Klinik vierhundert Kilometer.

Jetzt habe ich endlich jemanden gefunden, der an meiner Seite sein möchte, trotz all der Sorgen und Probleme, und ich werde acht Wochen und vierhundert Kilometer von ihr getrennt sein?

Schnell macht sich eine traurige Stimmung breit. Ich weiß nicht, was ich so lange ohne sie machen soll. Noch weiß ich auch nicht, ob sie mich besuchen darf beziehungsweise ob sie das überhaupt möchte. Während ich in meinen Gedanken versinke, was mich dort erwarten wird, steht sie auf und legt das Anmeldeformular vor uns auf den Tisch. Umgehend beginnt sie, dieses auszufüllen. Ich sitze neben ihr und weiß nicht, wie ich reagieren soll. Ich bin ihr dankbar, dass sie mir hilft. Zeitgleich weiß ich aber auch, dass ich mich jetzt nicht mehr davor drücken kann.

Es ist das Beste für mich.

Sie sorgt dafür, dass ich mein Leben wieder in Angriff nehme und meine Probleme zu lösen beginne.
Nachdem wir den Anmeldebogen fertig ausgefüllt haben, fordert sie mich bestimmend auf, dass ich nun den Vermieter anrufen soll.
Sie drückt mir mein Handy in die Hand, sodass ich gar keine andere Wahl habe, als die Nummer zu wählen. Mit einem Kloß im Hals warte ich das Freizeichen ab. Vier Freizeichen später meldet sich der Vermieter und teilt mir sofort mit, wie überrascht er von meinem Anruf sei.
Mehr als eine gestammelte Begrüßung bekomme ich jedoch nicht raus.

Was soll ich ihm denn jetzt sagen?

Er fragt mich, was bei mir los sei und warum ich mich nicht bei ihm melde, obwohl er seit Wochen versucht, mich zu kontaktieren. Er teilt mir mit, dass er aus diesem Grund keine weitere Möglichkeit als die Abmahnung gesehen habe. Auch dies bejahe ich nur knapp und meine Freundin signalisiert mir, dass ich den Mund aufmachen und ihm die Wahrheit sagen soll. Als hätte er die Signale meiner Freundin gesehen, verlangt auch mein Vermieter, dass ich mit ihm sprechen soll, damit er mir helfen kann. Sonst würde ich ihm keine Wahl lassen, als dass er mich nächste Woche vor die Tür setzen wird.

Ja, ich mache ja schon.

Bevor ich meinen Mut zusammennehme, atme ich tief ein und versuche den Kloß runterzuschlucken.

Meiner Freundin alles erzählen war eine Sache, aber einem Fremden?

Mir ist bewusst, dass alles Lügen nichts mehr bringt, wenn ich weiterhin ein Dach über dem Kopf haben möchte. Ich nehme all meinen Mut und die neu gewonnene Kraft aus dem gestrigen Gespräch mit ihr zusammen und erläutere auch dem Vermieter meine Situation.
Am anderen Ende der Leitung ist es still, ich weiß nicht einmal, ob er mir zuhört. Aber mit jedem Satz merke ich, wie mir immer

mehr Last von den Schultern abfällt. Die Worte sprudeln aus mir heraus und zwanzig Minuten später kennt er meine gesamte Situation. Angefangen bei der Spielsucht bis hin zur anstehenden stationären Therapie. Am Ende meiner Geschichte angelangt atme ich hörbar erleichtert auf. Er bedankt sich bei mir für meine Ehrlichkeit und ist froh, dass ich mich endlich bei ihm gemeldet habe. Er bittet mich, dass er eine Nacht darüber nachdenken und am nächsten Tag zu einem Gespräch vorbeikommen kann. Erleichtert über den positiven Ausgang dieses Gesprächs, vor dem ich mich so lange gedrückt habe, gehe ich zu meiner Freundin und nehme sie in den Arm.

Danke.

Kapitel 17
Ein Stück Normalität

Eine Woche ist seit den Gesprächen mit meiner Freundin und dem Vermieter vergangen. Eine Woche ist vergangen, ohne dass ich gespielt habe – eine Woche, in der mir das Spielen nicht gefehlt hat, weil sie dauernd bei mir ist. Sie sorgt dafür, dass es mir besser geht und dass wir die restlichen zwei Wochen bis zu meiner Therapie gemeinsam verbringen und sie mir somit beistehen kann. Wir gehen gemeinsam einkaufen und kochen zusammen. Endlich fühlt sich mein Leben wieder nach einem Leben an. Gemeinsam versuchen wir zu regeln, was ich zu lange links liegen gelassen habe. Ich habe zwar immer noch keinen neuen Job, aber immerhin war ich mittlerweile beim Arbeitsamt und habe Arbeitslosengeld beantragt. Das Gespräch mit meinem Vermieter haben wir auch gemeinsam geführt. Er bot mir an, dass ich die ausstehenden Mieten in Raten abbezahlen und unter dieser Bedingung in der Wohnung bleiben kann. Dankbar gehe ich auf dieses Angebot ein.

Vieles konnte ich dank der Unterstützung meiner Freundin bereits regeln und ich fühle mich bei ihr sehr geborgen.

Sie bindet mich auch in ihr Leben ein. Endlich fühle ich mich wieder gebraucht. Sie bat mich sogar, dass ich sie bei ihrem Auswahlverfahren für die Bundeswehr begleite. Ich erinnere mich nicht, wann mich jemand gebeten hat, für ihn da zu sein. Ich erinnere mich nicht, wann ich mich das letzte Mal für das Leben eines anderen interessiert habe. Es fühlt sich gut an, dass ich ihr etwas zurückgeben kann. Es fühlt sich gut an, wieder ein Leben mit einer Person zu führen, die einem wichtig ist und der man ebenfalls wichtig ist. Mittlerweile habe ich sogar ihre Familie kennengelernt und dieser direkt meine Geschichte und meine aktuelle Situation geschildert. Zu meiner Überraschung stehen diese seitdem hinter mir, obwohl sie mich erst so kurz kennen. Sind wir bei ihrer

Familie, fühle ich mich verstanden und geschützt. Hier verurteilt mich niemand für die Fehler, die ich gemacht habe. Stattdessen versuchen sie mich bestmöglich zu unterstützen. In solchen Moment verspüre ich allerdings auch Traurigkeit.

Warum können meine Eltern das nicht?

Nachdem meine Eltern mich nicht zu Weihnachten eingeladen haben und ich auch Silvester alleine war, gab es vor einigen Tagen eine weitere Situation, die mich sehr verletzt hat.

Das Telefon klingelte und zu meinem Erstaunen wurde mir die Nummer meiner Eltern auf dem Display angezeigt. Ich ging ran und hoffte, dass sie anriefen, um das Gespräch mit mir zu suchen. Mittlerweile fühlte ich mich dank meiner Freundin dazu in der Lage, offen mit ihnen zu sprechen und ihnen zu erzählen, was bei mir los ist. Diese Hoffnung wurde jedoch schnell im Keim erstickt und mir anstelle dessen der Boden unter den Füßen weggerissen. Meine Eltern riefen an, um mir mitzuteilen, dass meine Oma gestorben sei. Und im selben Augenblick machten sie mir klar, dass sie mich nicht auf der Beerdigung sehen wollen, weil sie sich für mich und mein Verhalten schämen.

Sie schämen sich dafür, dass ich ein spielsüchtiger Lügner bin?

In ihren Augen habe ich Schande über sie gebracht und sie möchten mich nicht sehen. Nicht einmal bei der Beerdigung meiner Oma. Dies war einer der schlimmsten Momente in meinem Leben. Zu hören, dass die eigenen Eltern sich für mich schämen. Ich frage mich, warum mich eine Familie, die mich erst seit Kurzem kennt, trotz all meiner Fehler mit offenen Armen empfängt und meine eigenen Eltern mich fallen lassen. Ein Gedanke, der mich sehr lange Zeit nicht loslässt. Niedergeschmettert und zutiefst getroffen von diesem Telefonat fand ich wiedermal Halt bei meiner Freundin. Sie ist da, um mich aufzufangen.

Ich kann und möchte mir nicht ausmalen, was mit mir passiert wäre, hätte ich sie nicht kennengelernt.

Wo wäre ich heute nur ohne sie?

Kapitel 18
Die Reise ins Neue

Heute ist es so weit. Aufgewühlt und voller Angst stehe ich mit meinem Koffer am Bahngleis und warte auf meinen Zug in Richtung Klinik. Meine Freundin habe ich gebeten, dass sie mich alleine zum Bahnhof gehen lässt. Abschiede habe ich noch nie gemocht.

Ich weiß nicht, was auf mich zukommt. Aber ich freue mich auf die Hilfe, die mich erwartet. Ehrlich gesagt habe ich ziemlich viel Angst im Bauch. Die wildesten Gedanken schießen mir durch den Kopf und ich male mir sämtliche Szenarien aus, was mich in der Klinik wohl erwarten wird. Und das, obwohl ich mittlerweile eingesehen habe, dass die Therapie etwas Gutes ist und mir weiterhelfen wird.

Hoffentlich.

Ich bin bereit dazu, an mir zu arbeiten und mein neues Leben in Angriff zu nehmen.

Die Zugfahrt zieht sich und ich finde keine Ruhe. Als ich am Zielbahnhof ankomme, erwartet mich dort ein kleiner Shuttlebus. Ich scheine der einzige Patient zu sein, der heute anreist. Was mir gerade auch ganz recht ist. So kann ich mich auf meine Gedanken konzentrieren und muss mich nicht mit fremden Menschen beschäftigen. Der Bus fährt mich durch das kleine Dorf, an dessen Rand auf einem Hügel die Klinik liegt. Mein Zuhause für die kommenden Wochen. Mitten im Wald gelegen wirkt hier alles sehr idyllisch. Ruhig, ohne grelle Lichter, ohne Alltagsstress und ohne buntes Nachtleben. Ich schließe für einen Moment die Augen und lasse meinen Gedanken freien Lauf.

Was erwartet mich wohl in den nächsten acht Wochen?

Auch wenn ich weiß, dass es mir helfen wird und ich durch die Therapie die Chance auf einen Neubeginn bekomme, habe ich ein flaues Gefühl im Bauch. Ich bin nervös vor dem Unbekannten, welches mich erwartet. Ich kenne hier niemanden, die Gegend ist eine neue.

Aber andererseits: Mich kennt hier auch niemand. Ich kann von vorne beginnen.

Der Fahrer bringt mich durch einen Wald immer weiter heraus aus dem kleinen Dorf. Wir fahren auf die Klinik zu und ich bin positiv überrascht.

Es wirkt doch recht einladend.

Ich lade meine Sachen aus dem Kofferraum und bleibe einen Moment am Rand der Straße stehen. Ich stehe mit meinem Koffer und einem Rucksack gegenüber der Eingangstür. Ich weiß nicht, für wie lange Zeit ich dort stehe und die Tür anstarre.

In Gedanken versunken, was mich im Inneren der Klinik wohl erwartet, greife ich zu meinem Handy. Ich wähle die Nummer meiner Ex-Freundin. Ich weiß nicht so recht, wo ich den Mut hernehme und warum es mir auf einmal so wichtig ist, ein Gespräch mit ihr zu suchen. Ich möchte mich bei ihr entschuldigen. Und das mache ich auch. Sie sagt nicht viel, scheinbar ist sie genauso überrascht über den Anruf wie ich. Aber es ist mir auch nicht wichtig, dass sie etwas dazu sagt. Aus irgendeinem Grund ist es mir aber wichtig, dass ich mich bei ihr entschuldigen und ihr erzählen kann, dass ich nun an mir arbeite und eine Therapie beginne. Ich rede nicht lange um den heißen Brei herum und das Telefonat ist schnell beendet. Ich konnte ihr alles Wichtige erzählen und sie hat mir in Ruhe zugehört. Obwohl ich nicht geplant hatte, sie anzurufen, fällt mir doch ein Stein vom Herzen, mich endlich bei ihr entschuldigt zu haben.

Nachdem das Gespräch beendet ist, atme ich einmal tief ein. Ich werfe einen Blick auf die Klinik.

Sieht einladender aus, als ich gedacht hätte.

In verschiedenen Foren habe ich gelesen, dass Patienten während der Therapie ihr Handy abgeben müssen. Manche schrieben sogar, dass man keinen Besuch bekommen darf. Mir bereitet es Angst, auf mich alleine gestellt zu sein und nicht einmal mit meiner Freundin telefonieren zu dürfen. Also wähle ich auch ihre Nummer, um ein letztes Mal ihre Stimme hören zu können, bevor ich mich zur Therapie anmelde. Sie geht direkt nach dem ersten Klingeln ran. Erleichtert, ihre Stimme zu hören, sprudeln die Worte nur so aus mir heraus. Während ich mit ihr spreche, kommen mir die Tränen, ich kann meine Gefühle nicht mehr verstecken. Ich entschuldige mich auch bei ihr, dass ich durch meine Spielsucht so vieles angerichtet habe. Und bedanke mich bei ihr, dass sie immer für mich da ist. Und ich bedanke mich für das Telefonat, weil es mir am Herzen lag, mit jemandem zu sprechen, der mir wichtig ist.

Dem ich wichtig bin.

Durch das Telefonat habe ich neue Kraft gesammelt. Ich zögere nicht lange, nehme meinen Koffer und betrete die Eingangshalle. Entgegen meiner Erwartungen erinnert diese im ersten Moment an ein Hotel. Ich gehe in Richtung der Rezeption, die sich auf der linken Seite der Eingangshalle befindet. Die Frau am Empfangstresen ist in ein Telefonat verwickelt. Ich nutze die Zeit, um mich umzublicken.

Am anderen Ende der Eingangshalle betreten viele Menschen den Speisesaal. Eine Art Kantine, in der sich bereits eine Menschenschlange gebildet hat.

Scheint wohl Mittagspause zu sein.

Je länger ich mich umschaue, desto mehr verfliegt der Hotelcharme des Gebäudes und ich komme mir vor wie in einem Krankenhaus. Lange habe ich jedoch nicht Zeit, darüber nachzudenken, denn die Frau an der Rezeption fragt mich nach meinem Namen und reißt mich aus meinen Gedanken. Sie gibt mir einige Formulare in die Hand und bittet mich, diese umgehend auszufüllen, damit ich zu meinem Aufnahmegespräch und der Voruntersuchung gehen kann.

Ein wenig überfordert von diesen ganzen Informationen setze ich mich an einen Tisch und fülle die Formulare aus. Lange bleibe ich nicht alleine. Ein Mitpatient kommt zu mir an den Tisch, stellt sich kurz vor und erzählt mir, dass er in meiner

Therapiegruppe sei. Auch wenn ich ihn nicht kenne, schafft er es, mir etwas von meiner Angst zu nehmen.
Ich habe das Gefühl, nicht mehr alleine zu sein.

Scheint, als wäre er schon länger hier.

Er wirkt fröhlich und nett. Wir kommen ein bisschen ins Gespräch und er führt mich in der Klinik herum. Er erklärt mir ausführlich, wie hier alles vonstattengeht, und nimmt mir immer mehr meiner Bedenken. Zunächst zeigt er mir das Hauptgebäude, anschließend gehen wir in ein kleineres Nebengebäude. Er erklärt mir, dass hier alle Patienten in Gruppen aufgeteilt sind und jede dieser Gruppen ein eigenes Haus bewohnt. Wir betreten das Haus unserer Gruppe, welche nur aus Spielsüchtigen zu bestehen scheint, und er führt mich zur Gruppenküche. Dort sitzen bereits einige der Gruppenmitglieder bei einem Kaffee zusammen und unterhalten sich. Nervös betrete ich die Küche. Alle stellen sich netterweise bei mir vor, aber keiner überrumpelt mich mit Fragen oder Informationen. Seltsamerweise fühle ich mich dort geborgen, obwohl ich niemanden kenne.

Sofort zeigt man mir auch mein Zimmer. Ich öffne die Tür und bin überrascht. Mit einem Schlag werden mir alle Bedenken genommen. Ich betrete mein Einzelzimmer mit eigenem Badezimmer, womit ich nicht gerechnet habe. Das Zimmer ist nett eingerichtet. Ich stelle meinen Koffer ab und bedanke mich für die Führung.

Er verabschiedet sich von mir und weist mich darauf hin, dass ich ihn in der Küche bei den anderen finde und jederzeit dazu kommen und mich bei Fragen an ihn wenden kann.

Das werde ich mit Sicherheit tun.

Als er das Zimmer verlassen hat, sinke ich auf mein Bett und lasse die vergangene Zeit seit meiner Ankunft sacken. Die Angst, die ich heute morgen im Zug noch verspürt habe, ist wie weggeblasen. Die Gruppenmitglieder scheinen alle sehr nett zu sein und auch in meinem Zimmer kann ich mich wohlfühlen.

Ich stehe auf und werfe einen Blick aus dem Fenster.

Wahnsinn.

Der Ausblick ist gigantisch. Ich blicke raus in den Wald. Es ist nichts zu sehen außer Natur.

Hier kann ich mich wieder besser fühlen.

Kapitel 19
Die eigene Achtsamkeit

Die ersten zwei Wochen sind mittlerweile vergangen und ich habe mich in der Klinik gut eingelebt. Die anderen Gruppenmitglieder sind alle sehr nett. Wir sitzen viel zusammen und reden über alles Mögliche. Wir trinken in der Gruppenküche oft eine Tasse Kaffee, vertreiben uns gemeinsam die Zeit durch Gesellschaftsspiele oder Puzzle. Ich wurde von Anfang an in den Alltag integriert und habe das Gefühl vermittelt bekommen, dass ich dazugehöre und einen festen Platz in der Gruppe habe.
Zu Beginn jeder Woche gibt es einen Wochenplan für die Tage Montag bis Freitag. Geplant sind Einzelgespräche und auch Gruppengespräche. Außerdem kann man sich aussuchen, an welchen Freizeitaktivitäten man teilnehmen möchte. Regelmäßig stehen auch Termine bei Ärzten und zur Blutuntersuchung an. Bereits nach zwei Wochen merke ich schon, dass hier nicht nur die Sucht behandelt wird, sondern es mir auch körperlich wieder besser gehen soll. Hier lerne ich, dass ich auf mich und meinen Körper achten muss. Hier bemerke ich erst, wie wenig ich auf mich selbst geachtet habe in den vergangenen Jahren. Mein Leben drehte sich nur noch um das Spielen. Ich weiß nicht, wann ich das letzte Mal beim Arzt war, frisch eingekauft und gekocht habe oder mir die Zeit mit Sport vertrieben habe. All das habe ich in den vergangenen zwei Wochen wieder kennengelernt und gemerkt, wie gut es mir tut. Ich bin sehr froh, dass ich die Therapie angetreten habe.
Auch wenn es nicht immer leicht ist. Die Gruppen- und Einzelgespräche sind stellenweise sehr tiefgründig und emotional. Aber ich habe gelernt, dass es mir hilft, darüber zu sprechen. Es wird vieles aus der Vergangenheit aufgearbeitet, worin ich selbst nie den Ursprung meiner Sucht gesehen habe. Hier lerne ich, dass ich mich mit mir und meiner Vergangenheit auseinanderset-

zen muss, um nach vorne schauen zu können. Aber dies ist hier machbar. Ich bin Teil einer Gruppe spielsüchtiger Menschen. Hier kann ich offen sprechen und Erfahrungen austauschen. Es gibt hier Menschen, die meine Geschichte teilen und sich mit mir darüber unterhalten möchten. Ich bin von Menschen umgeben, die mich verstehen und die sich für mich interessieren. Man teilt hier den gemeinsamen Alltag und lernt gemeinsam auf sich selbst zu achten.
Bereits jetzt kann ich sagen, dass es nichts Besseres für mich hätte geben können, als die Therapie anzutreten und mein Leben wieder in den Griff zu bekommen.

Ohne diese Therapie hätte ich es nicht aus der Spielhalle herausgeschafft.

Kapitel 20
Das Umdenken

Dieses Wochenende ist meine Freundin zu Besuch. In der Zwischenzeit war sie bereits schon einmal bei mir. Dieses Mal darf sie sogar über Nacht bleiben. Die ersten beiden Wochen durfte ich im Rahmen meiner Therapie am Wochenende keinen Besuch empfangen oder das Klinikgelände verlassen. Der Alltag hier sieht vor, dass sich die Patienten am Wochenende selbst beschäftigen. Das erste Wochenende war für mich sehr schlimm. Es war fast niemand da und ich war auf mich alleine gestellt. Zu lernen, dass ich mit meinen Gedanken alleine bin und mich damit auseinandersetzen muss, anstatt davor zu fliehen, war ein hartes Stück Arbeit. Ich habe gelernt, mich zu beschäftigen. Nicht nur Sport steht nun regelmäßig auf meiner Tagesordnung, auch belanglose Dinge wie puzzeln machen mir Spaß. Doch ein Besuch meiner Freundin tut mir als Abwechslung sehr gut. Wir spazieren viel durch die Natur, gehen in das kleine Dorf oder unterhalten uns. Unsere Gespräche drehen sich nicht mehr um die Sorgen, die das Spielen uns in den Wochen vor der Therapie bereitet haben. Plötzlich unterhält man sich über Dinge, die einem positiv widerfahren und einem Kraft geben. Aber mit ihr spreche ich auch über die Erfolge in meiner Therapie. Vor allem die letzte Therapiewoche empfand ich als sehr emotional. Hier wird der Ursprung der Sucht erforscht. So erfolgen viele Gespräche über die Vergangenheit, bis hin zur eigenen Kindheit. Dass das Verhältnis zu meinen Eltern in den letzten Jahren nicht mehr das beste war, hat meine Freundin miterlebt. Nun spreche ich mit ihr auch darüber, dass mich meine Eltern in früher Kindheit adoptiert haben und wie das Leben zu Hause früher für mich war. Gespräche, die vor der Therapie nicht möglich gewesen wären, weil ich es alleine nicht aufgearbeitet hätte.

Am Montagmorgen klingelt der Wecker. Gleich steht Sport auf

dem Programm. Mittlerweile mache ich täglich Sport. Ich merke, dass ich mich besser fühle und mein körperlicher und gesundheitlicher Zustand sich verbessert. In nur wenigen Wochen habe ich es geschafft, dass ich zehn Kilometer in unter einer Stunde laufe. Ich konzentriere mich hier auf mich und meine Sucht. Und es geht mir gut damit. Ich stelle fest, wie gut es tut, dass ich eine Beschäftigung habe.

Ich lerne, wie wichtig es ist, mich nicht zu langweilen. Auch die Therapeuten erklären mir regelmäßig, wie wichtig dies ist, um zu Hause nicht rückfällig zu werden. Und sie haben recht.

Es tut mir gut.

Kapitel 21
Das Miteinander

Heute steht das letzte Gruppengespräch für diese Woche an, bevor wir ins Wochenende starten. Auch an diesem Wochenende bietet die Klinik kein Programm an. Einige der Gruppenmitglieder fahren bis Sonntag nach Hause oder dürfen die Klinik durch das Therapieende verlassen. Einige bleiben aber das Wochenende über in der Klinik. Ich möchte nicht nach Hause. Ich bleibe ebenfalls hier.

Mit zwei anderen Gruppenmitgliedern fahre ich später in die nächstgelegene Stadt. Ich habe kein Geld, um einkaufen zu gehen oder mir im Restaurant etwas leisten zu können. Aber das macht mir nichts. Ich habe gelernt, dass es kein Problem ist zuzugeben, dass ich kein Geld habe. Ich habe gelernt, dass ich nicht lügen und betrügen muss, um an Geld zu gelangen. Meine Eltern sagten mir immer, dass man jemand sei, wenn man Geld habe. Hier habe ich gelernt, dass man auch Ansehen und Spaß haben kann, selbst wenn man nichts hat. Ich gehe mit, weil ich die Gesellschaft der anderen genieße und die Abwechslung schätze. Oftmals sitzen wir stundenlang bei einer Tasse Kaffee zusammen in unserer kleinen Küche und unterhalten uns. Es hat niemand das Gefühl, dass man sich für etwas schämen oder rechtfertigen muss. Hier kann ich ich selbst sein und über meine Gedanken und Sorgen sprechen. Nach meiner letzten Einzelsitzung, in der mein Therapeut mich davor warnte, dass ein Rückfall nicht auszuschließen, eher sogar wahrscheinlich sei, saßen wir bis spät abends mit den Gruppenmitgliedern zusammen und tauschten uns über meine Sorgen über diese Tatsache aus.

Meine Freundin half mir in den vergangenen Wochen vor meiner Therapie sehr damit, dass sie verständnisvoll reagierte, wenn ich über meine Gedanken, Sorgen und Ängste sprach. Hier sehe ich, dass es auch vor anderen möglich ist. Ich habe von Kinder-

tagen an gelernt, dass ich nicht um Hilfe bitten kann, ohne eine Gegenleistung erbringen zu müssen. Ich habe es nie für möglich gehalten, dass sich jemand meine Probleme, Sorgen und Ängste anhört, ohne mich für schwach zu halten.
Und hier interessiert man sich plötzlich für meine Ängste. Hier ist man für mich da und unterstützt mich, ohne dass ich eine Gegenleistung erbringen muss.
Die Therapeuten nehmen mein gesamtes Leben unter die Lupe. Es soll einem durch den Aufenthalt hier ermöglicht werden, dass man zurück im Alltag ein neues, spielfreies Leben beginnen kann. Probleme, Ursprünge, Ängste und Bedenken werden hier aufgearbeitet. Eine große Angst, die mich auch nach der Therapie noch begleiten wird, ist das anstehende Gerichtsverfahren. Mein Anwalt hat sich außerhalb der Klinik um alles Wichtige gekümmert. Und die Therapeuten helfen mir dabei, dass ich für diese Verhandlung bereit sein werde. Ich habe große Angst vor einer Haftstrafe. Diese Angst kann mir hier auch keiner nehmen. Aber man hilft mir, dass ich damit umzugehen lerne.
Durch die Therapie und den Umgang untereinander in dieser Klinik merke ich, dass es von Stärke zeugt, über seine Schwächen zu sprechen.

Und dafür bin ich sehr dankbar.

Kapitel 22
Der letzte Tag

Heute ist der Tag meiner Abreise gekommen.
Ich lasse die vergangene Zeit gedanklich an mir vorbeiziehen und komme, wie in den letzten Wochen auch, auf ein und denselben Gedanken:

Was Besseres als die stationäre Therapie hätte es für mich zu diesem Zeitpunkt meines Lebens nicht geben können.

Hier sitze ich und fühle mich gut. Ich habe in den vergangen acht Wochen gelernt, wie wichtig es ist, auf mich und meinen Körper zu achten. Ich habe hier gelernt, wie wichtig es ist, sich wohlzufühlen. Man hat mir geholfen, dass ich meine Schulden und Finanzen regeln kann. Ich habe mich auf mich konzentriert und über mein Leben nachgedacht – über Wünsche und Ziele im Leben, Erfolge und Misserfolge, Ängste und Bedenken. Und ich habe gelernt, darüber zu sprechen. Ich habe erkannt, dass das Leben Spaß macht. Ich habe neu erlernt, was es heißt, sich an Regeln halten zu müssen. Lügen und betrügen stand auf meiner Tagesordnung, um an Geld zu gelangen oder um in die Spielhalle gehen zu können. Auch dies abzulegen, habe ich gelernt. Drei Jahre lang drehte sich alles um das Spielen. Alles drehte sich darum, dass ich an Geld gelange, egal zu welchem Preis.
Heute sitze ich hier und habe eine Perspektive. Ich weiß, was ich in meinem Leben erreichen will und wie ich mit meiner Sucht umzugehen lerne.
Diese acht Wochen haben mir geholfen, dass ich mein Leben neu sortiere und einen neuen Lebensabschnitt beginnen kann.

Und das werde ich.

Mithilfe meiner Freundin und deren Eltern steht mein Umzug an. Meine Freundin hat die Stelle bei der Bundeswehr bekommen und wir haben entschieden, dass wir uns ein gemeinsames Leben in einem neuen Umfeld aufbauen möchten.

Ein letztes Mal geht es jedoch in die alte Heimat zurück, da die Verhandlung gegen mich noch aussteht.
Ich weiß mittlerweile, dass ich die Konsequenzen für mein Handeln tragen muss, und bin bereit, mich dem zu stellen. Dank der Therapie habe ich Hoffnung geschöpft, dass ich mein Leben wieder selbst in die Hand nehmen werde und dieses in den Griff bekomme.
Ich habe mir fest vorgenommen, dass ich mir einen neuen Arbeitsplatz suchen und eine Ausbildung abschließen werde.
Das Leben soll sich nicht mehr um das Spielen drehen.

Sondern um das Leben.

Mit gepacktem Koffer sitze ich in meinem Zimmer und denke noch einmal über die vergangenen Wochen nach.
Ich stehe auf und gehe zur Gruppenküche. Dort heißt es nun Abschied nehmen von den anderen Gruppenmitgliedern, die mir mittlerweile sehr ans Herz gewachsen sind.
Abschied nehmen fiel mir nie leicht. Heute jedoch etwas leichter, weil ich weiß, dass mich mein neues Leben erwartet.
Mit einem lachenden und einem weinenden Auge verlasse ich die Klinik und steige in den Shuttlebus.

Danke für alles.

Kapitel 23
Die letzte Hürde

Eine Woche ist vergangen, seitdem ich aus der Therapie zurückgekehrt bin. Ich fühle mich gut und habe das Gefühl, dass ich wieder im Leben angekommen bin. Dank der Therapie habe ich neue Hoffnung und neue Perspektiven und ich freue mich sehr auf das neue Leben gemeinsam mit meiner Freundin. Ich bin bereit für den Umzug und dafür, mein altes Leben endlich hinter mir zu lassen.

Fast.

Eine Hürde muss ich noch meistern. Der Termin bei Gericht steht an. Zum Glück konnte mein Anwalt einen zeitnahen Termin bei Gericht anfordern. Eine Woche noch, dann kann ich auch dieses Kapitel abhaken. Auch wenn ich gelernt habe, mit meinen Ängsten und Bedenken besser umzugehen, kann mir diese niemand nehmen. Meine Freundin gibt mir zwar weiterhin Kraft und Halt, aber die Angst, ins Gefängnis zu müssen, steigt von Tag zu Tag. Die Ungewissheit, was als Strafe auf mich zukommen wird, ist unerträglich. Der Abend vor dem Termin beim Schöffengericht ist furchtbar. So nervös war ich selten.

Gemeinsam mit meiner Freundin und deren Mutter sitze ich in ihrer Wohnung und die beiden versuchen mich zu beruhigen. In meiner Wohnung war ich seit meiner Rückkehr noch nicht. Ich habe auch nicht vor, dorthin zurückzukehren. Lediglich meine restlichen Sachen werde ich dort abholen, bevor wir umziehen werden.

Falls wir umziehen können und ich nicht in Haft muss.

Diese Bedenken bereiten mir eine schlaflose Nacht vor dem Gerichtstermin. Nicht mal meine Freundin und deren Familie können mich beruhigen, obwohl sie mich nicht verurteilen, sondern mir Mut zusprechen.

Als der Wecker am Morgen klingelt, bin ich längst auf.

Ich sitze am Küchentisch und kriege nicht mal den Kaffee runter. Mir ist schlecht vor Angst und zugleich bin ich so unruhig, dass ich keinen klaren Gedanken fassen kann.
Meine Freundin kommt zu mir in die Küche, streichelt mir liebevoll über den Rücken und redet beruhigend auf mich ein, dass alles gut werde und wir bald in unser neues Leben starten werden. Leider kann sie mich heute nicht begleiten, da sie einen wichtigen Termin hat. Aber ihre Mutter hat sich bereit erklärt, mich an ihrer Stelle zu begleiten, damit ich nicht alleine vor Gericht muss. Sie holt mich zu Hause ab und bringt mich zu dem Termin. Ich bin ihr dankbar, dass sie mich begleitet, auch wenn ich vor lauter Panik kein Wort herausbekomme. Die Fahrt zieht sich ewig hin und die Zeit scheint zu stehen.
Vor dem Gerichtsgebäude angekommen wartet dort bereits mein Anwalt auf uns. Er erkundigt sich, wie die Therapie verlaufen ist, und beteuert, dass er mir alles Gute für die Zukunft wünscht, egal wie der Termin verlaufen wird.
Gemeinsam betreten wir den Gerichtssaal, in dem sich bereits zwei Schöffen und der Staatsanwalt eingefunden haben. Mein Anwalt führt mich zu meinem Platz und erklärt mir noch einmal mit ruhiger Stimme, dass ich alles so wiedergeben soll, wie wir es besprochen haben. Ich nicke ihm zu und schaue gedankenverloren auf den Boden. Es kommt mir vor, als vergingen Stunden, bis der Richter den Saal betritt. Dieser fordert umgehend nach seiner Begrüßung dazu auf, die Anklage verlesen zu lassen. Danach werde ich gebeten, Stellung zu dieser zu nehmen.
Bevor ich dies tun kann, atme ich einmal tief durch, blicke die Mutter meiner Freundin an, welche mir ermutigend zunickt, und entschuldige mich. Ich entschuldige mich für alles, was ich getan habe. Versichere dem Richter, den Schöffen und dem Staatsanwalt, dass ich meine Fehler einsehe und dass eine Wiederholung meiner Straftaten nie mehr vorkomme. Ich erzähle von meiner Therapie und wie gut es mir seit dieser geht. Ich erzähle ihnen, dass ich dort gelernt habe, mit der Spielsucht zu leben, und berichte, dass ich ein neues Leben mit meiner Freundin plane und

ein Umzug ansteht, damit ich das alte Leben und das alte Umfeld hinter mir lassen kann.
Ich habe das Gefühl, als starren mich alle gespannt an. Nachdem ich alles ausgesprochen habe, bedankt sich der Richter mit knappen Worten bei mir und verkündet, dass er sich einige Minuten Gedanken über das Urteil machen möchte.
Mein Anwalt, die Mutter meiner Freundin und ich stehen vor dem Gerichtsgebäude und warten darauf, dass der Richter zur Urteilsverkündung ruft. Die längste halbe Stunde meines Lebens vergeht. Eine halbe Stunde voller Panik, Angst und Ungewissheit. Die beiden versuchen mich zu beruhigen, was ihnen jedoch nicht wirklich gelingt. Mittlerweile hat meine Freundin versucht anzurufen, vor lauter Nervosität kann ich jedoch nicht mit ihr sprechen. Ich höre ihre Mutter zu ihr sagen, dass sie stolz auf mich sei und ich Größe gezeigt habe im Gerichtssaal, dass ich zu meinen Fehlern und Taten stehe und sie dadurch die Hoffnung habe, dass alles gut enden wird.

Das hoffe ich auch!

Als der Richter uns endlich in den Gerichtssaal zurückruft, halte ich es vor Anspannung kaum aus. Mein Herz pocht und meine Ohren rauschen. Meine Knie zittern und meine Hände sind feucht vor Nervosität. Ich kann keinen klaren Gedanken fassen und es fällt mir schwer, mich auf die Worte des Richters zu konzentrieren. So bin ich mir nicht sicher, ob ich seine Urteilsverkündung tatsächlich richtig ver standen habe.

Zwei Jahre Bewährung mit einem Jahr Bewährungsfrist? Hat er das wirklich gesagt?

Ich schaue meinen Anwalt an und frage ihn ganz entgeistert, ob ich nicht in Haft . müsse.
Dieser teilt mir umgehend mit, dass ich es richtig verstanden habe und der Haftstrafe entgangen und mit einem blauen Auge davongekommen sei. Mir fällt ein riesiger Stein vom Herzen und ich kann es kaum glauben. Ich spreche dem Richter mit zittriger Stimme meinen Dank aus. Die restliche Zeit im Gerichtssaal vergeht wie im Flug. Ich kann nur daran denken, dass es jetzt

vorangehen und ich endlich in das Leben starten kann, auf das ich die letzten Wochen hingearbeitet habe.
Mit einem Schlag ist mir klar, dass ich die Vergangenheit nicht mehr ändern, aber das Hier und Jetzt endlich in Angriff nehmen kann, so wie ich es mir erträume.
Endlich kann ich aufatmen und an allem Positiven festhalten, was ich mir die letzten Wochen erarbeitet habe.
Und das werde ich ab sofort auch machen.
Ich verlasse den Gerichtssaal und mache mich auf den Weg.

Auf in mein neues Leben.

Auf in vier spielfreie Jahre.

Kapitel 24
Der Umzug

Der Gerichtstermin geht mir immer noch nicht aus dem Kopf, auch wenn es mittlerweile mehrere Monate her ist.
Jeden Tag wird mir bewusst, dass ich mit einem blauen Auge davonkam. Keiner, nicht einmal mein Anwalt, rechnete mit einer Bewährungsstrafe.
Das Urteil fiel glimpflich aus, mein neues Leben konnte damit endlich starten. In der Klinik habe ich bereits für mich gelernt, dass ich einen neuen Abschnitt beginnen und Vergangenes hinter mir lassen muss und möchte.
Nachdem das Urteil gesprochen war, stand fest, dass meine Freundin und ich in eine gemeinsame Wohnung ziehen werden. Sie hat zweihundert Kilometer entfernt von unserem Wohnort eine neue Arbeitsstelle gefunden. Da ich weder an Job noch Ort gebunden bin, war der Entschluss schnell gefasst, dass wir gemeinsam an einem neuen Ort unser Leben beginnen wollen. Nachdem wir die zwei Wochen nach dem Ende meines Klinikaufenthalts nur bei ihr waren und ich auch nicht in meine Wohnung zurückwollte, muss ich nun ein letztes Mal dorthin. Wir fahren zusammen hin und packen meine restlichen Sachen für den gemeinsamen Umzug zusammen. An diesem Tag geschieht etwas Überraschendes, womit ich nicht gerechnet habe. Meine Mutter steht auf einmal vor mir. Nichtsahnend, was sie von mir will, starre ich sie einige Zeit sprachlos an. Lange haben wir nicht mehr miteinander gesprochen. Auch in der Klinik kam es zu keinen gemeinsamen Therapiestunden. Ich fühlte mich zu diesem Zeitpunkt nicht fähig, diese wahrnehmen zu können, erst einmal musste ich meine eigenen Gedanken und Empfindungen sortieren und verarbeiten.

Was sagt sie da? Sie möchte nicht, dass ich gehe?

Ich weiß nicht, was ich sagen soll. Durch vieles, was in der Therapie über meine Vergangenheit und meine Kindheit aufgewirbelt und aufgearbeitet wurde, bin ich zu gemeinsamen Gesprächen mit meinen Eltern noch nicht in der Lage. Meine Eltern geben mir das Gefühl, dass ich der Schuldige an der Situation bin und ich mir ihr Vertrauen neu erarbeiten muss.

Mag sein, dass ich sie belogen und betrogen habe. Aber habe ich alleine die Schuld an der heutigen Situation?

Zeit in Anspruch nehmen werden, bis sie beigelegt und verarbeitet sein werden. Für mich beginnt mit dem Umzug ein neues Kapitel, welches ich dringend benötige, um mein Leben für mich neu sortieren zu können. Ich strebe nach einem neuen Job, vielleicht sogar einer Ausbildungsstelle, nach einem neuen Alltag und einem neuen Umfeld, welches mir hilft, mit meiner Sucht leben zu lernen.

Für mich gehört zu diesem Schritt nur meine Freundin, die mich in den letzten Wochen so großartig unterstützt hat. Und so packen wir den Sprinter mit unseren Sachen voll und machen uns auf den Weg in ein neues Leben.

Kapitel 25
Der Neuanfang

Seit einer Woche leben wir nun hier im Hunsrück. Meine Freundin muss in wenigen Wochen ihre neue Stelle bei der Bundeswehr antreten. Auch ich möchte gerne wieder etwas aus meinem beruflichen Leben machen. Daher habe ich mich für ein Praktikum in einem Hotel in Cochem beworben. Es bietet sich an, eine Ausbildung zum Hotelfachmann zu beginnen, da das kleine Städtchen an der Mosel vom Tourismus lebt und die Arbeit mit Menschen mir auch in Köln in der Veranstaltungsbranche viel Spaß gemacht hat. Ich war noch nie in Cochem. Ich bin schon sehr gespannt auf die neue Gegend. Zuletzt habe ich eher städtisch gewohnt, hier ist es sehr viel idyllischer und ruhiger. Unsere neue Wohnung liegt in einer Gemeinde, die nicht mehr als fünfhundert Einwohner hat.

Und hier nutzen wir die freie Zeit für uns und genießen die Zweisamkeit. Sehr lange Zeit haben wir uns durch meine Therapie nicht gesehen. Und auch danach war alles von meiner Gerichtsverhandlung überschattet, sodass wir nicht zur Ruhe kommen konnten. Daher genießen wir es umso mehr, dass wir Zeit für uns haben. Wir spazieren viel durch die Natur und ich genieße meine Freiheit. Gemeinsam mit ihr.

Endlich wieder frei atmen können.

Kapitel 26
Der berufliche Neuanfang

Heute habe ich ein Vorstellungsgespräch in dem Hotel in Cochem. Da ich immer noch keinen Führerschein habe und meine Freundin bereits arbeiten ist, muss ich den Bus nehmen. Anders als in Köln fährt hier ein Bus pro Stunde. In knapp zwanzig Minuten bringt mich dieser in die kleine Moselstadt. Alternativ könnte ich auch mit dem Fahrrad den Berg ins Tal hinunterfahren.

Ich sitze im Bus und freue mich auf das Vorstellungsgespräch. Ich erhoffe mir, einen Ausbildungsplatz als Hotelfachmann zu bekommen. Ich freue mich darauf, dass ich wieder eine Aufgabe habe und vor allem auch, dass ich wieder Geld verdienen kann. Durch meine hohe Anzahl an Betrugsfällen schulde ich vielen Menschen Geld, welches ich in Raten zurückzahlen muss. Ohne ein geregeltes Einkommen ist dies nicht machbar.

Ich fühle mich gut und voller Energie. Die Therapie hat mir viel Kraft gegeben und ich freue mich auf eine neue Aufgabe, auf einen neuen Alltag.

DasGespräch läuft gut. Der Besitzer des Hotels wirkt forsch und fordernd, dennoch verstehen wir uns sehr gut. Er erzählt mir, dass ich aus härterem Holz geschnitzt sein muss, wenn ich hier anfangen möchte. Cochem ist vor allem im Sommer eine von Touristen überfüllte Stadt.

So anstrengend wie das Kölner Nachtleben wird es schon nicht sein.

Wir unterhalten uns nett und er gibt mir die Chance auf das Praktikum. Wenn das gut läuft, bekomme ich sogar die Ausbildungsstelle.

Er fragt mich, wo ich denn wohne. Ich erzähle ihm, dass ich gemeinsam mit meiner Freundin von Köln aus in den Hunsrück gezogen bin.

Ja, das ist ein Stückchen. Und vor allem ohne Führerschein eine tägliche Hürde.

Er bietet mir sofort an, dass ich im Falle einer Ausbildung gerne eine Mitarbeiterwohnung im Hotel beziehen kann.

Das ist ja nett!

Zufrieden mit dem Ausgang des Gesprächs und den positiven Aussichten mache ich mich auf den Weg nach Hause.

Der nächste Bus fährt erst in fünfzig Minuten. Also schlendere ich durch die kleinen, charmanten Gassen und an der Mosel entlang und lasse die neue Heimat auf mich wirken.

Es ist sehr ruhig hier. Ruhiger jedenfalls als an meinen letzten Wohn- und Arbeitsorten. Die kleine Stadt hat einen hübschen Charakter. Es ist liebevoll und wohnlich hier. Die Stadt ist alt und rustikal, verwinkelt und trotzdem harmonisch. Die Burg ist wirklich imposant und die Mosel schlängelt sich idyllisch durchs Moseltal.

Hier kann man sich doch wohlfühlen.

Kapitel 27
Die alltägliche Leichtigkeit

Ich sitze mit meiner Freundin gemeinsam in der Sonne vor unserer Wohnung und denke über die vergangene Woche nach. Wir sind von einem langen Spaziergang zurückgekommen und genießen gemeinsam den Sommer. Die Leichtigkeit hat sich durch sie und die Therapie in meinem Alltag wieder eingefunden.
Ich erinnere mich nicht, wann ich das letzte Mal einfach in der Sonne gesessen habe und über eine zufriedene Arbeitswoche nachgedacht habe. Im letzten Sommer habe ich nicht einen Tag in der Sonne verbracht. Egal ob Sonne, Regen, Wind oder Schnee, mein Leben fand ausschließlich vor den Automaten statt.
Und nun sitze ich hier. Gemeinsam mit der Frau, die ich liebe und der ich so unendlich dankbar bin, und freue mich auf die kommende Woche.
Mein Praktikum verlief sehr gut. Ich habe sehr viel gearbeitet und mich ins Zeug gelegt. Mir war es sehr wichtig, dass ich die Ausbildungsstelle bekomme und den Chef von meiner Leistung überzeugen kann. Dieser war sehr zufrieden mit mir und bot mir die Stelle tatsächlich an. So stolz war ich lange nicht auf mich. Endlich nochmal ein Erfolgserlebnis, für das ich selbst kämpfen konnte. Ein Ziel, das ich aus eigener Kraft heraus, ohne Arschtritt, erreichen konnte. Weil ich es wollte und es mir wichtig war.
Es ist sehr zeitraubend, jeden Morgen und jeden Abend mit dem Bus zu fahren. Zumal dieser nur tagsüber fährt. Nach den Schichten, die am Abend länger gehen, bekomme ich den Bus nicht und meine Freundin muss mich abholen. Daher steht auch schnell fest, dass ich eine dieser Mitarbeiterwohnungen im Hotel anmieten werde. Das bedeutet zwar, dass ich meine Freundin nur noch an meinen freien Tagen sehen kann, aber derzeit ist es nicht anders möglich. Ich habe keinen Führerschein, geschweige denn

ein Auto, und aktuell auch weder Zeit noch Geld, um diesen machen zu können.
Die Mitarbeiterwohnung bedeutet zusätzliche Kosten für mich. Neben der Miete für die gemeinsame Wohnung mit meiner Freundin muss ich nun auch die in Cochem bezahlen.

Aber das kriegen wir schon hin!

Das Arbeiten und mein Alltag machen mir wirklich Spaß. Ich merke selbst, wie ich aufblühe und wieder zu meinem alten Ich zurückfinde.

Oder zu einer noch besseren Version davon?

Kapitel 28
Die neue Aufgabe

Heute endet die erste Woche meiner Ausbildung. Mein neuer Chef hat nicht unrecht, hier ist viel zu tun im Sommer. Die Touristen kommen von weit her, um die Burg, die Mosel und viele weitere kleine Highlights der Moselregion zu besuchen. Wir haben im Hotel alle Hände voll zu tun. Rund um die Uhr ist hier etwas los und die Arbeit nimmt kein Ende.
Aber ich bin sehr froh darüber. Es ist kein Platz für Langeweile. Ich fühle mich gebraucht und habe Freude am neuen Leben. Am Ende des Tages falle ich todmüde ins Bett, bin aber gleichzeitig glücklich über die neue Herausforderung.
Meine Freundin fehlt mir sehr. Wir telefonieren zwar so oft es geht, aber es ist nicht das Gleiche, als wenn ich bei ihr wäre.
Durch meine Zeit in der Therapie sind wir es gewohnt, dass wir räumlich voneinander getrennt sind. Aber man gewöhnt sich dennoch an den gemeinsamen Alltag. Noch musste sie nicht los zur Grundausbildung. Zum Beginn des nächsten Monats geht es für sie los. Ein paar Tage bleiben uns im Vorfeld aber noch, denn ich kann an meinen freien Tagen zu ihr fahren. Ich habe mich in der kleinen Mitarbeiterwohnung im Hotel nicht wirklich eingelebt. Hier bin ich zum Schlafen und zum Duschen. Tagsüber bin ich aktuell nur im Hotel und arbeite. Abends treffen wir uns nach Feierabend mit den Kollegen an der Bar, sitzen an lauen Sommertagen an der Mosel oder gehen in eine Kneipe. Meistens bin ich aber doch zu müde und gehe nach dem Telefonat mit meiner Freundin ins Bett.

Heute noch die Schicht zu Ende bringen und dann ab zum Bus.
Motiviert starte ich in den Tag. Zum Wochenende hin ist hier am meisten los. Das Hotel ist ausgebucht und das Restaurant wird auch von Einheimischen gut besucht. Ausnahmsweise habe ich das ganze Wochenende frei, damit ich meine Freundin noch ein

paar Tage sehen kann, bevor sie ihren Dienst bei der Bundeswehr antreten muss. Sie ist dann nicht weit von mir entfernt, aber trotzdem können wir uns für einige Zeit nicht sehen.
Ich habe mich sehr an das Leben mit ihr gewöhnt. Ich bin ihr immer noch sehr dankbar für alles, was sie und ihre Familie für mich getan haben.

Ich hoffe, ich kann ihr etwas zurückgeben.

Kapitel 29
Das seltsame Gefühl

Was ein Tag!

Völlig erledigt vom Tag sitze ich mit einigen Kollegen und Bekannten in einer Kneipe und versuche das Feierabendbier zu genießen, was mir nur halbherzig gelingt. Abgelenkt starre ich die meiste Zeit auf mein Handy und erhoffe mir, eine Nachricht von meiner Freundin darauf zu entdecken.

Seit fast zwei Wochen haben wir uns jetzt nicht mehr gesehen. Wir konnten das Wochenende, bevor sie einrücken musste, zwar genießen, aber dennoch fehlt sie mir sehr. Vorgestern, an meinem freien Tag, war ich im Hunsrück in unserer Wohnung. Ohne sie kam es mir dort sehr leer und einsam vor. Als ich ihr dies geschrieben habe, reagierte sie nicht und seitdem warte ich vergebens auf eine Antwort ihrerseits.

Komisch, ob ihr etwas passiert ist?

Die Leute hier sind sehr nett und ich habe mich gut einleben können. Über Kollegen habe ich auch schon einige andere kennengelernt, mit denen ich mich gut verstehe. Ein paar von ihnen sind heute auch hier. Doch an diesem Abend kann ich mich auf kein Gespräch einlassen. Es geht mir nicht aus dem Kopf, dass meine Freundin mir nicht antwortet.

Habe ich etwas Falsches gesagt?

Bislang gehöre ich nicht zu den Menschen, die besonders gut und aufgeschlossen über ihre Gefühle sprechen können. Ihr zu schreiben, dass sie mir fehlt, ist etwas Besonderes, was mich eine gewisse Art der Überwindung kostet. Aber nicht bei ihr. Bei ihr fällt mir alles leichter.

Daher mache ich mir auch Sorgen, warum sie sich nicht meldet. Seit sie bei der Bundeswehr ist, habe ich nur kurze Nachrichten von ihr erhalten. Zunächst dachte ich, sie sei nur im Stress.

Ob es doch etwas anderes ist?

Um mich abzulenken, wende ich mich einem neuen Bekannten zu, welchen ich hier schon öfter getroffen habe. Er wohnt hier in Cochem und scheint sehr nett zu sein.
Ich stecke mein Handy in die Tasche und beginne mit ihm ein Gespräch. Er erzählt mir, dass er in Cochem arbeitet und abends oft hier sei. Von meinen Kollegen kennt er auch einige. Wir unterhalten uns über die Stadt und die Leute und ich bin ihm dankbar, dass ich auf andere Gedanken kommen kann.
Wir kommen ins Plaudern und er erzählt mir, dass bald das Weinfest ansteht. Dieses scheint jedes Jahr Ende August stattzufinden und lockt noch mehr Touristen und Einheimische nach Cochem als sowieso schon.
Mein Chef sagte mir schon, dass diese Zeit die stressigste werden wird. Ich habe keine Angst vor diesem Stress. Eher im Gegenteil: Ich freue mich darauf. Die Aufgaben im Hotel gefallen mir. Ich merke, dass ich etwas bewirken kann und meine Rolle im Betrieb gefunden habe. Ich verstehe mich mit dem Chef und auch den Kollegen gut und erfülle meine Aufgaben mit gutem Gewissen. Nächste Woche geht auch die Berufsschule los. Eine Herausforderung, vor der ich nicht weglaufe. Denn wenn ich in der Therapie eins gelernt habe, dann ist es, meine Stärke wiederzufinden und mich meinen Ängsten und Sorgen zu stellen.

Ich schaffe das schon. Ich stehe auf eigenen Beinen.

Das Vibrieren meines Handys reißt mich aus dem Gespräch heraus. Ich klicke auf das kleine Briefsymbol und es öffnet sich eine Nachricht meiner Freundin. Diese muss ich zwei Mal lesen, um sicherzugehen, dass ich mich nicht verlesen habe.

Sie ist sich nicht mehr sicher, ob ich ihr das geben kann, was sie sich wünscht? Was meint sie damit wohl?

Meine Stimmung kippt sofort in schlechte Laune um. Ich lege das Geld für mein Bier auf die Theke, verabschiede mich und verlasse die Kneipe.
In Gedanken versunken mache ich mich auf den Weg in meine Mitarbeiterwohnung am Hotel.

Ich versuche meine Freundin zu erreichen, gerne möchte ich diese Nachricht von ihr näher erklärt haben.

Habe ich sie doch mit meiner Spielsucht verjagt? Habe ich zu viel von ihr verlangt?

Sie nimmt meinen Anruf nicht entgegen, also entschließe ich mich, ihr eine Nachricht zu schicken. Ich bitte sie um einen Rückruf am nächsten Tag.

Traurig gehe ich in die karg eingerichtete Wohnung und lege mich ins Bett.

Was meint sie damit nur?

Kapitel 30
Die unerträgliche Funkstille

Drei Tage sind vergangen, seit ich die Nachricht von meiner Freundin bekommen habe.

Seitdem hat sie mich weder zurückgerufen oder mir eine Nachricht geschrieben. Seit drei Tagen schießen mir sämtliche Gedanken durch den Kopf, was ich falsch gemacht habe. Ich überlege krampfhaft, was ausschlaggebend dafür sein könnte, dass sie mir eine solche Nachricht schreibt.

Die letzten drei Tage renne ich wie in Trance durchs Hotel. Sogar die Kollegen wundern sich schon, was mit mir los ist. Schlechte Laune und unmotiviert, so habe ich mich hier seit Beginn meiner Ausbildung noch nicht gezeigt.

Ich erledige meine Arbeit weiterhin gut, aber das Zwischenmenschliche bleibt auf der Strecke. Und das, weil ich mir eine Antwort von ihr erhoffe.

Und dennoch finde ich es erstaunlich, dass ich dies wahrnehme und meinen Kollegen gegenüber ein schlechtes Gewissen habe. In meiner aktiven Zeit in der Spielhalle sind viele soziale Dinge auf der Strecke geblieben. Beziehungen sind zerbrochen, Vertrauensverhältnisse ausgenutzt worden, Freundschaften im Sande verlaufen. Und es war mir egal, denn das Spielen war mir wichtiger als alle zwischenmenschlichen Beziehungen, die es bis zu diesem Zeitpunkt in meinem Leben gab.

Außer die zu meiner Freundin …

In solchen Momenten bin ich dankbar für die Therapie und den Klinikaufenthalt und was ich dort alles neu erlernen konnte.

Gedankenverloren sitze ich beim Frühstück in meiner kleinen Wohnung. Heute habe ich spontan frei bekommen. Ich werde nach dem Frühstück den nächsten Bus nehmen, in unsere gemeinsame Wohnung fahren und erneut versuchen, sie telefonisch zu erreichen.

Immerhin war dort alles gut, bevor sie zur Bundeswehr ging. Wir haben uns dort eingerichtet und uns wohlgefühlt.

Denke ich jedenfalls …

Ich mache mich fertig und gehe los zum Busbahnhof. Die Fahrt vergeht sehr langsam, aber die Gegend hier ist sehr schön. Ich schaue aus dem Fenster und bin in meinen Gefühlen hin- und hergerissen. Ich freue mich darauf, nach Hause zu kommen. Denn die Wohnung mit ihr fühlt sich mehr nach meinem Zuhause an als die Mitarbeiterwohnung, in der ich die meiste Zeit verbringe. Dennoch möchte ich nicht in die leere Wohnung ohne sie zurückkehren.

Dort angekommen fühlt es sich seltsam an, als würde etwas fehlen.

Ich nehme mein Handy aus der Tasche und schreibe ihr eine Nachricht, dass ich zu Hause sei und mich über einen Anruf freuen würde.

Diesmal lässt die Antwort nicht lange auf sich warten.

Es tut mir leid, aber ich brauche jemanden, der mich im Leben unterstützt!

Was meint sie nur damit?

Ich halte das Handy in der Hand und bin mir nicht sicher, ob ich ihre Nachricht richtig deute.

Hat sie die Beziehung zu mir nun endgültig beendet?

Schuldbewusst starre ich auf ihre Nachricht. Es tut mir leid, dass sie sich von mir nicht unterstützt fühlt, nachdem sie immer für mich da war. Dennoch kann ich ihre Nachricht nicht nachvollziehen. Woher kommt dieser Sinneswandel? Bevor sie ging, schien unser Leben in Ordnung zu sein.

Ich kann mir meine Fragen nicht selbst beantworten. Aus ihrem wortkargen Verhalten die letzten Tage und Wochen schließe ich schweren Herzens, dass es vorbei ist. Sie hat es beendet, ohne es mir persönlich zu sagen.

Sie hat mir in meinem Leben so viel gegeben, konnte ich ihr nichts zurückgeben?

Diese Frage lässt mich nicht los. Um meine Gedanken sortieren

zu können, verlasse ich die Wohnung und gehe durch die frische Luft. Nach einiger Zeit fasse ich den Entschluss, dass ich bei unserer Vermieterin vorbeigehen werde.
Ich werde ihr die Situation erklären und sie darum bitten, dass sie neue Mieter für die Wohnung sucht.
Ich kann mir beide Wohnungen nicht leisten und weiß nicht, ob meine Freundin jemals zurückkommen wird.
Ich klingle wenige Minuten später bei der Vermieterin und schildere ihr mein Problem. Sie hört mir zu und sagt mir, dass sie sich des Öfteren schon gewundert habe, warum ein anderer Mann in unserer Wohnung ein und aus gehen würde.

Ein anderer Mann? Hat sie mich etwa betrogen?

Da meine Freundin auf meine Anrufe nicht reagiert und auch auf meine Nachrichten nicht antwortet, werde ich die Wahrheit von ihr nicht erfahren. Ich fühle mich schlecht und zweifle an mir, ob ich ein schlechter Mensch bin.

Warum hat sie das getan?

Ich suche die Schuld bei mir, grüble, was an meinem Verhalten ihr gegenüber falsch war.

War es doch das Spielen?

Nach dem Gespräch mit der Vermieterin bin ich mir sicher, dass sie nicht zurückkommen wird, auch wenn sie es mir selbst nicht gesagt hat. Ich kündige sofort die Wohnung und nehme die wichtigsten Dinge, die ich noch in dieser habe, mit nach Cochem in meine kleine Wohnung im Hotel. Ich möchte hierher nicht zurück. Zumal ich es mir nicht leisten kann und der Weg ohne Führerschein schwierig zu überbrücken ist. Ich kehre mit dem Bus und dem Nötigsten im Gepäck zurück nach Cochem ins Hotel und stelle meine Sachen ab.
Wohlgefühlt habe ich mich in der kleinen Wohnung nie. Diese diente mir immer nur zur Überbrückung, bis ich an meinen freien Tagen zu meiner Freundin fahren konnte.

Ex-Freundin …

Kapitel 31
Das Ankommen im neuen Alltag

Mittlerweile habe ich mich mit der Trennung meiner Freundin abgefunden, auch wenn es mir schwerfiel. Vor allem dadurch, dass ich nicht verstehe, was genau vorgefallen ist.
Dennoch habe ich gemerkt, dass ich nicht alleine bin.
Im Betrieb fühle ich mich sehr wohl. Ich verstehe mich sehr gut mit den Kollegen und auch das Verhältnis zu meinem Chef und dessen Frau ist gut. Auch außerhalb der Arbeit habe ich mittlerweile einige Kontakte geknüpft, aus denen Freundschaften entstehen.
Mit meinem Bekannten, den ich in der Kneipe kennenlernte, bin ich vor paar Tagen zusammengezogen. Bei einem Bier erzählte ich ihm, dass meine Freundin sich von mir getrennt hat und ich die Wohnung aufgegeben habe. Er wusste, dass die Mitarbeiterwohnung sehr klein ist und für mich nie ein richtiges Zuhause war.
Damit wir beide Geld einsparen können, bot er mir ein freies Zimmer an, welches ich sehr gerne angenommen habe.
In der Therapie habe ich wieder gelernt, dass ich mit mir alleine klarkomme und dass ich auf mich selbst achten kann. Und das mache ich. Ich passe auf mich auf, gehe zu Vorsorgeuntersuchungen bei Ärzten, zur Nachsorgeuntersuchung bei der Caritas und mache gelegentlich sogar Sport, wenn der Job das zulässt.
Trotzdem ist es schön, nicht alleine zu sein, daher freute ich mich sehr über das Angebot. Der Umzug war schnell erledigt, da ich nicht viel mitzunehmen hatte.
Auch mit seinem Umfeld verstehe ich mich gut. Es ist schön, neue Leute kennenzulernen und sich einen neuen Bekanntenkreis aufbauen zu können, welcher meine Geschichte nicht kennt.
Auch wenn ich mir den Neuanfang mit ihr erhofft habe, ma-

che ich nun das Beste daraus und bin froh, dass ich es so gut meistere.
Ich habe das Gefühl, nach der Therapie im neuen Leben angekommen zu sein.

Jetzt habe ich zu niemandem mehr Kontakt, der vor meiner Therapie zu meinem Leben gehörte.

Kapitel 32
Die Unbeschwertheit

Nach dem heutigen Berufsschulunterricht geht es schnell zum nahegelegenen Friseursalon, bevor ich ins Hotel muss. Die Besitzerin des Salons habe ich vor Kurzem kennengelernt und wir haben uns auf Anhieb gut verstanden.

Mittlerweile treffen wir uns regelmäßig und führen angenehme Gespräche. Sie beteuert zwar bei jedem Treffen, dass sie vergeben sei, dennoch merke ich, dass ich mich ins Zeug legen und ihr gefallen möchte.

Denn sie gefällt mir sehr.

Die Situation rund um meine Ex-Freundin hing mir lange Zeit nach, aber es musste ja weitergehen. Ich bin froh, dass ich mein Leben hier nach Cochem verlagert habe und den Kopf nicht in den Sand gesteckt habe. Denn alles in allem läuft es derzeit sehr gut.

Ich fühle mich sehr wohl momentan. Der Arbeitsalltag macht mich glücklich, ich bin froh, eine Aufgabe zu haben. Der Job bringt mir Geld ein, von dem ich regelmäßig meine Schulden abbezahle. Mir geht es gut mit meiner Sucht. Ich fühle mich dieser gewachsen und wechsle sogar die Straßenseite, wenn ich am örtlichen Casino vorbeilaufe.

Die Ausbildung verläuft hervorragend, ich bin der Klassenbeste und kann mit meiner Leistung im schulischen und betrieblichen Bereich überzeugen.

Außerdem habe ich einen besten Freund gefunden. Etwas, das ich lange nicht mehr in meinem Leben hatte.

Mein bester Freund war lange Zeit die Spielsucht. Heute weiß ich es besser, dass mir dieser Freund nicht gutgetan hat.

Über meinen Mitbewohner habe ich jemanden kennengelernt, dem ich blind vertrauen und mit dem ich über alles sprechen kann. Meinem besten Freund habe ich auch von meiner Vergan-

genheit erzählt. Von der Sucht, der Therapie, meinen Geldsorgen und meiner Gerichtsverhandlung. Oft sitzen wir in seinem kleinen Laden und trinken einen Kaffee und unterhalten uns.
Vor einigen Monaten hätte ich nicht gedacht, dass mein Leben sich so zum Guten wenden wird. Ich habe einen Job, ich habe einen geregelten Alltag. Ich bin dazu fähig, dass ich meine Schulden abzahlen kann. Außerdem habe ich wieder Menschen in meinem Leben, die mir wichtig sind und denen auch ich wichtig bin.
Seitdem ich hier in Cochem wohne, suche ich auch wieder den Kontakt zu meinen Eltern. Ab und an telefonieren wir und sie möchten mich gerne demnächst besuchen kommen, um mein neues Lebensumfeld kennenzulernen.
Außerdem habe ich einen Chef, der mich braucht und der meine Arbeit zu schätzen weiß. Ich fühle mich geborgen, respektiert und verstanden. Der Alltag ist stressig, aber ausgeglichen, und es macht mir viel Spaß.

Ich fühle mich wieder wie ein Mensch.

Kapitel 33
Das wahre Kennenlernen

Heute muss ich erst später arbeiten und treffe mich mit der Frau vom Friseursalon zum Kaffeetrinken. Wir haben uns nun schon öfter getroffen und verstehen uns sehr gut.
Wir führen angenehme Gespräche und ich merke, dass auch sie an mir interessiert ist.
Vor dem heutigen Treffen war ich ein wenig nervös. Denn ich habe entschieden, dass ich ihr meine Geschichte erzählen möchte. In der Therapie habe ich gelernt, dass ich offen und ehrlich damit umgehen muss. Mir ist bewusst, dass es zu Akzeptanz oder Ablehnung kommen kann. Ich erwarte von niemandem, dass er es positiv auffasst, wenn ich ihm meine Geschichte erzähle. Was ich mir aber erhoffe, ist, dass mir derjenige zuhört und mich nicht verurteilt.

Und das wird sie nicht.

Wir führen zwar keine Beziehung und wir lernen uns gerade erst kennen, aber ich möchte, dass sie meine gesamte Geschichte kennenlernt.
Eine halbe Stunde später habe ich ihr von meinem Klinikaufenthalt, meiner Vorstrafe und meiner Sucht erzählt. Ich habe nichts ausgelassen.

Warum auch?

Sie hört mir aufmerksam zu, stellt sogar Rückfragen.
Das Gespräch verläuft trotz der schweren Thematik leicht und wir kommen in einen guten Austausch über unsere Lebensgeschichten.
Ich erfahre auch vieles über sie. Ich merke, dass sie meine Geschichte erst einmal sacken lassen muss, mich aber nicht verurteilt. Bevor sie zurück zur Arbeit in ihren Friseursalon muss, verabreden wir uns für Übermorgen.

Ob ich eine Chance bei ihr habe?

Kapitel 34
Der Alltagstrott

Der Tag war lang und anstrengend. Im Betrieb ist viel zu tun und es wird mir einiges abverlangt. Seit einigen Wochen habe ich das Gefühl, dass ich auf der Stelle trete. Schulisch läuft es sehr gut, innerhalb des Betriebs erledige ich allerdings immer die gleichen Aufgaben.

Ich arbeite hart und strebe einen guten Abschluss an. Vor ein paar Tagen erzählte man uns in der Berufsschule, dass der Klassenbeste in wenigen Monaten zum Arbeiten in die Schweiz reisen darf.

Dieses Ziel möchte ich unbedingt erreichen und arbeite darauf hin.

Mein bester Freund und mein Mitbewohner haben mich heute Abend auf ein Bier in die Kneipe eingeladen.

Genau das Richtige nach dem Tag.

Mein Mitbewohner ist regelmäßig in dieser Kneipe, obwohl ich ihn noch nie dort Alkohol trinken gesehen habe, und auch mein bester Freund ist häufig dort. Ab und an gehe ich mit den beiden auf ein Feierabendbier in die Kneipe. Meistens bin ich nach meinem Feierabend aber froh, wenn ich in der Wohnung bin und meine Ruhe habe.

In letzter Zeit habe ich mich abends häufiger mit der Frau vom Friseursalon getroffen. Wir kommen uns immer näher und verstehen uns sehr gut. Sie hat ihren Freund verlassen und wir haben nun genügend Zeit und Raum, um uns kennenzulernen. Spontan schreibe ich ihr, ob sie Lust habe, mit in die Kneipe zu kommen.

Wir treffen uns also zu viert und der Abend verläuft entspannt. Ich konzentriere mich hauptsächlich auf sie, alle anderen sind mir egal.

Ich genieße die Zeit mit ihr und merke, dass es ihr genauso geht.

Mittlerweile sprechen wir auch über eine Beziehung und ich merke, wie sehr mir dieser Gedanke gefällt.
Nachdem meine Ex-Freundin einfach von einem auf den anderen Tag verschwunden ist, habe ich mich oft gefragt, ob ich es nicht wert bin, dass man bei mir bleibt. Bis heute habe ich nicht verstanden, warum sie gegangen ist, ohne mit mir darüber zu sprechen. Ihre Nachricht, dass sie jemanden an ihrer Seite braucht, der sie unterstützt, hängt mir bis heute nach. Oft denke ich über ihre Worte nach und habe bis heute keine Antwort darauf erhalten, was ich falsch gemacht habe und warum sie mich verlassen hat. Ich denke noch darüber nach, aber es belastet mich nicht mehr so sehr.
Die neue Frau an meiner Seite zeigt mir, dass ich ihr wichtig bin und sie mich meinetwegen mag.
Der Abend neigt sich für uns dem Ende zu und wir gehen nach Hause. Mein Mitbewohner zieht noch weiter und wir verabschieden uns voneinander.
Einige Stunden später höre ich, wie die Haustür ins Schloss fällt und mein Mitbewohner nach Hause kommt. Ich höre ihn im Flur ein Bild von der Garderobe stoßen und stehe auf. Ich frage ihn, ob alles in Ordnung sei, doch er reagiert nicht wirklich.

Ist er betrunken?

In der letzten Zeit hatte ich öfter das Gefühl, dass er angetrunken nach Hause kam. Da ich ihn jedoch nie Alkohol habe trinken sehen, dachte ich, dass ich mich irre.
Leicht genervt bringe ich ihn in sein Zimmer. Ich merke, dass ein besorgtes Gefühl in mir aufsteigt, kann es jedoch nicht richtig einordnen. Seit meiner Therapie bin ich in einigen Situationen sensibler geworden, als ich es vor meiner Spielsucht war. Ich gehe zurück ins Bett und liege lange Zeit schlaflos wach. Ich weiß nicht, was genau mich aufwühlt, aber es lässt mir keine Ruhe. Ein ungutes Gefühl macht sich in mir breit.

Ach, vielleicht ist auch gar nichts dabei!

Kapitel 35
Die Konfrontation mit der Sucht

Seit mehreren Wochen hat sich der gemeinsame Alltag mit meiner Freundin eingependelt. Entweder sind wir bei ihr oder in der Wohnung von mir und meinem Mitbewohner. Heute wollen wir zusammen kochen und stehen in der Küche, als mein bester Freund meinen total betrunkenen Mitbewohner nach Hause bringt.

Nicht schon wieder.

Schlagartig ändert sich meine Laune. Und auch meiner Freundin merke ich an, dass sie sich Sorgen macht und gleichzeitig wütend ist.

Mein bester Freund und ich geben ihr sofort recht, dass es so nicht weitergehen kann. Wir sind beide froh, dass sie es ausgesprochen hat. Er hat so viel Alkohol konsumiert, dass wir überlegen, mal wieder einen Rettungswagen zu rufen, da wir uns alleine nicht mehr zu helfen wissen .

Wäre ja nicht das erste Mal.

Nachdem wir ihn auf das Sofa gebracht haben, sitzen meine Freundin und ich in der Küche und grübeln.

In letzter Zeit wiederholt sich dieses Schema und ich merke, wie es mich von Mal zu Mal mehr runterzieht.

Ich habe auch bereits mit ihm gesprochen, dass mich sein Verhalten bezüglich des Alkoholkonsums stört. Es hat eine Weile gedauert, bis ich mir sicher war. Aber er trinkt regelmäßig und versucht es vor uns allen zu verheimlichen. Ich habe ihn nie trinken sehen. Weder in der Kneipe noch hier zu Hause. Zunächst kam er einige Male angetrunken nach Hause, dann wurde es immer häufiger.

In der letzten Zeit kam ich öfter in die Wohnung und er lag betrunken auf der Couch. Er trank tagsüber, anstatt zur Arbeit zu gehen.

Aber er sieht es lockerer als ich und meine Meinung interessiert ihn nicht.
Seit meiner Therapie habe ich den Blickwinkel auf die Sucht verändert. Lange Zeit dachte ich, dass ich ein Opfer sei und die Sucht Schuld an allem habe. Heute weiß ich, dass die Fehler, die ich begangen habe, alleine meine Fehler waren. Ja, die Sucht als Krankheit hatte mich fest im Griff, jedoch hatte ich jederzeit die Option, etwas dagegen zu tun.
Ich gehe offen mit der Sucht um und den Menschen in meinem näheren Umfeld erzähle ich von ihr. So weiß nicht nur sie davon, sondern auch mein bester Freund und mein Mitbewohner. Diesen habe ich mehrfach versucht davor zu warnen, wie schnell ein Mensch in die Sucht geraten kann. Doch er hält es für uninteressant und meint, er weiß selbst, was er tut.

Das dachte ich auch eine viel zu lange Zeit.

Ich erzähle ihr, wie leid es mir tue, dass ich ihm nicht helfen kann. Ich merke, dass ich nicht an ihn rankomme und er die Hilfe gar nicht möchte. Er sieht in seinem Verhalten kein Problem.
Was mich sehr nachdenklich stimmt.

Habe ich mich auch so verhalten, als andere mir helfen wollten?

Ich denke darüber nach, wie ich mich verhalten habe, als sich mein Leben ausschließlich um das Spielen drehte.
Mir wird bewusst, dass ich mich gegenüber meinen Verwandten und Bekannten ebenso verhalten haben muss, wie er es mir gegenüber nun tut.
Ich überlege verzweifelt, wie ich an ihn rankommen kann und wie ich ihm helfen kann.

Immerhin hat man mir auch geholfen, als ich auf Hilfe angewiesen war.

Meine Freundin merkt, dass ich in meinen Gedanken feststecke und es mich nicht in Ruhe lässt. Sie fragt mich, ob sie etwas für mich tun könne.
In solchen Momenten bin ich froh, dass ich meine Suchterkrankung mit den wichtigen Menschen in meinem Leben geteilt habe.

Ich erzähle ihr, dass ich mich hier nicht wohlfühle und gleichzeitig auch bedauere, dass ich ihm nicht helfen kann.

Weil er es nicht möchte.

Wir führen ein langes und intensives Gespräch über die Situation und auch über das, was in mir vorgeht und worüber ich nachdenke.

Sie bietet mir an, dass ich mit zu ihr kommen kann, wenn es mir hier nicht gut geht.

Ich denke eine Weile darüber nach. Und zunächst fühle ich mich schlecht, weil ich meinen Mitbewohner alleine lasse. Aber andererseits habe ich in der Therapie gelernt, dass ich auf mich selbst hören muss und mein Wohlergehen selbst in der Hand habe. Und dieses Umfeld hier tut mir derzeit nicht gut. Daher entschließe ich mich schweren Herzens dazu, dass ich direkt ein paar der wichtigsten Dinge einpacken und mit zu ihr gehen werde.

Hin- und hergerissen im inneren Zwiespalt lasse ich meinen Mitbewohner zurück und verlasse mit ihr die Wohnung. Ich habe aber fest vor, morgen nach ihm zu schauen und mit ihm zu sprechen.

Vielleicht erreiche ich ja doch noch etwas.

Kapitel 36
Die erbrachte Leistung

Letzte Woche habe ich meine Sachen aus meiner alten Wohnung abgeholt und bin bei meiner Freundin eingezogen. Ich habe versucht, mit meinem Mitbewohner zu sprechen, aber ich erreichte ihn nicht.
Ich habe ihm Hilfe gesucht und auch meine angeboten. Jedoch merke ich, dass er für diese Hilfe noch nicht bereit ist und ich nicht an ihn rankomme.
Aus eigener Erfahrung heraus weiß ich, wie schwer es ist, sich die eigenen Probleme einzugestehen und Hilfe anzunehmen. Er ist aktuell an dem Punkt, an dem er nicht einsieht, dass er Hilfe benötigt.
Ich hoffe für ihn, dass er diesen Punkt zeitnah erreichen wird, und habe ihm mehrfach versichert, dass ich für ihn da sei, wenn er meine Hilfe möchte und braucht.
Vorhin habe ich mit meinen Eltern telefoniert. Seit ich hier in Cochem lebe, hat sich der Kontakt verbessert. Ab und an telefonieren wir und sie erkundigen sich, wie es in meiner Ausbildung läuft.
Ich spreche mit ihnen nicht darüber, wie es mir nach meiner Therapie geht oder was diese in mir bewirkt hat. Sie sind froh, dass ich endlich eine Ausbildung mache und diese sogar mit Bestnoten abschließen werde. Sie freuen sich darüber, als ich ihnen von meiner Freundin erzähle und sage, dass es mir gut geht. Für sie ist diese »Phase« meines Lebens abgeschlossen und es wird nicht länger darüber gesprochen. Was mich aber auch nicht stört. Ich habe in der Therapie viel über das Verhältnis zu meinen Eltern gesprochen und auch gelernt und bin heute glücklich darüber, dass der Kontakt überhaupt wieder besteht.
Meine Eltern sind zu meiner Sucht anders eingestellt, als ich es bin, und das habe ich akzeptiert.

Auch wenn ich mir wünschen würde, dass sie meinen Umgang mit der Sucht in meinem Leben besser verstehen würden.

Ich erzähle ihnen, dass ich in einigen Wochen in die Schweiz fahren werde und dort arbeiten darf. Denn ich habe es geschafft, mich als Klassenbester für diesen Posten zu qualifizieren. Meine Eltern freut dies sehr, denn Leistung war ihnen schon immer wichtig.

Ich selbst freue mich sehr auf die Zeit in der Schweiz. Ich bin stolz auf mich, dass meine Noten sehr gut sind und ich mit meiner Leistung überzeugen kann.

Über die Abwechslung im Arbeitsalltag freue ich mich ebenfalls. Ich habe nicht mehr das Gefühl, als würde ich im Betrieb noch neue Dinge erlernen. Meine Arbeit dort läuft immer ähnlich ab und man traut mir nichts Neues zu. Ich habe schon öfter das Gespräch mit meinem Chef gesucht, aber er versteht meine Kritik nicht und wir ecken durch diese Meinungsverschiedenheiten aneinander.

Umso erfreulicher war die Nachricht, dass ich die Stelle in der Schweiz erhalten habe und für einige Wochen etwas anderes sehen kann.

Was man alles schaffen kann, wenn einem im Leben etwas anderes als das Spie len wichtig ist!

Kapitel 37
Die Belohnung

Nachdem ich den kompletten Winter im Hotel in der Schweiz verbracht und dort gearbeitet habe, sitze ich nun im Nachtzug auf dem Weg nach Hause. Ich freue mich darauf, meine Freundin wiederzusehen, sie hat mir sehr gefehlt.
Zunächst hatte ich Sorgen, dass sie mich nicht vermissen wird und die Beziehung in die Brüche geht.

Bisher hat mich jeder in meinem Leben verlassen.

Aber wir haben den Kontakt aufrechterhalten und freuen uns aufeinander.
Wir haben uns sogar überlegt, dass wir uns gerne ein weiteres Familienmitglied anschaffen möchten. Lange träume ich schon von einem Hund. Bereits als Kind wollte ich einen Hund in meinem Leben haben, nun wird es endlich so weit sein. Wir haben es uns gut und lange überlegt. Sie sagte mir, dass es auch ihr Wunsch sei, einen Hund zu besitzen, und als sie nun so lange alleine war, wurde dieser Wunsch intensiver.
Also werden wir morgen zum Tierschutzbund fahren und nach einem Welpen schauen, der zu uns passt.
Ich freue mich darauf, wieder zu Hause zu sein, obwohl die Zeit in der Schweiz sehr lehrreich und schön war. Ich habe sehr viel gearbeitet und viel Neues gelernt.
Was mich darin bestärkt hat, dass ich in meinem Ausbildungsbetrieb deutlich mehr Unterstützung einfordern sollte, als mir derzeit geboten wird.
Aber erst einmal bin ich froh, meine Familie und Freunde wieder um mich zu haben.

Die kleine Maus ist es.

Nachdem ich mich zu Hause wieder eingelebt habe, machen wir uns am nächsten Tag zum Tierschutzbund.
Bereits im Auto habe ich zu meiner Freundin gesagt, dass

wir den ersten Hund nehmen werden, der mir über die Hand leckt.

Und da ist sie, unsere kleine Hündin. Stolz halten wir sie im Arm und streicheln sie.

Das fühlt sich nach Familie an.

Kapitel 38
Das neue Ungewohnte

Das Leben macht mir momentan einfach Spaß.

Wahnsinn, die Ausbildung ist abgeschlossen und ich bin immer noch spielfrei!

Heute sitze ich am Frühstückstisch und mir wird schlagartig bewusst, wie gut es mir geht.

Seit meiner Ankunft in Cochem sind drei wunderbare Jahre vergangen, für die ich sehr dankbar bin!

Meine Frau sitzt mir gegenüber, unser gemeinsamer Hund liegt zu meinen Füßen. Sie muss gleich los zur Arbeit in ihren Friseursalon.

Die abgeschlossene Ausbildung lässt mich in Erinnerungen schwelgen, da ich sehr dankbar dafür bin, wie sich mein Leben entwickelt hat.

Mittlerweile bin ich mit ihr verheiratet. An eine Hochzeit war für mich vor Jahren nicht zu denken. Es gab Zeiten in meinem Leben, da kam ich mir durch das Spielen einsam und ungeliebt vor. Zeiten, an die ich ungern zurückdenke. Denn heute weiß ich, wie gut es mir gehen kann. Zur Hochzeit kamen sogar meine Eltern, was mich sehr glücklich machte.

Wir haben uns ein Leben und einen Alltag aufgebaut, in dem wir uns wohlfühlen. Eine schöne Wohnung, unseren geliebten Hund, sie arbeitet in ihrem Friseursalon und ich ab und zu als DJ. Wir unternehmen viel mit unseren gemeinsamen Freunden und den Familien.

Ich habe meine Ausbildung letzte Woche mit Bestnote abgeschlossen und bin nun auf der Suche nach einer neuen Arbeitsstelle. Das Ende meiner Ausbildung war sehr holprig, da ich von meinem Chef nicht genug gefördert wurde. Ich habe mehrfach angesprochen, dass ich den betrieblichen Teil meiner Ausbildung nicht ausreichend gestaltet finde. Mein Chef wollte dies

aber nicht hören, sodass ich letzten Endes die Handelskammer eingeschaltet und den Ausbildungsbetrieb verlassen habe. Ich habe mich aus eigener Kraft heraus auf die Abschlussprüfung vorbereitet und diese durch viel Fleiß und Energie absolviert. Dennoch konnte ich viele tolle Erfahrungen sammeln und neue Leute kennenlernen. Ich habe mein Leben in die richtigen Bahnen gelenkt. Tagtäglich arbeite ich dafür, dass ich meine Schulden abzahlen kann. Einen Nebenverdienst erarbeite ich mir als DJ. Die Musik hat mir schon immer Freude bereitet. Bereits als kleines Kind erlernte ich das Klavierspielen und bin sehr musikalisch erzogen worden. Auch in meiner Zeit in der Kölner Veranstaltungsbranche machte mir das Partyleben mit der Musik immer Spaß. Also habe ich mein Hobby zum Nebenjob gemacht, um Geld verdienen zu können.
Es geht mir gut und ich bin stolz auf das, was ich nach der Therapie aus freien Stücken heraus meistern konnte.
Meine Frau steht vom Frühstückstisch auf und reißt mich aus meiner gedanklichen Reise in die Vergangenheit. Sie verabschiedet sich von mir und bittet mich, dass ich später zu ihr in den Laden komme und mir ihre Buchhaltung anschaue.

Ja, klar, ich habe heute ja eh nichts mehr zu tun.

Als sie die Tür zuzieht, wünscht sie mir einen schönen freien Tag, ich habe es mir nach der stressigen Prüfungszeit verdient, einmal nichts zu tun.
Ich setze mich an den Computer und suche nach Stellenanzeigen. So recht finde ich nichts, was mir zusagt. Schnell gebe ich die Suche auf, es überfordert mich, dass mein Alltag ein anderer ist, als ich es die letzten Jahre gewohnt war.
Mein Job in der Gastronomie war stressig, es war immer viel zu tun und es waren immer viele Leute um mich herum. Der Tag ging von alleine rum, ich hatte immer etwas um die Ohren. Ans Spielen war nicht zu denken. Ich wollte nicht daran denken und habe es auch nicht getan.

Ich habe meine Sucht im Griff!

Nachdem ich den Vormittag ein bisschen herumgetrödelt und

einige kleinere Angelegenheiten erledigt habe, mache ich mich auf den Weg in den Salon. Ich habe ihr schon oft bei der Buchhaltung geholfen. Auch wenn ich selbst verschuldet bin, habe ich ein Händchen für die Buchführung. Daher helfe ich ihr, wo ich nur kann. Ich betrete den Laden und gehe ins Büro. Jede Menge liegen gebliebene Rechnungen liegen in der Ablage. Ich nehme am Schreibtisch Platz und mache mich an die Arbeit.

Was für ein Chaos.

Meine Frau und ihre Mitarbeiter widmen sich den Kunden im Laden und erledigen das Tagesgeschäft. Ich sitze alleine im Büro und sortiere die Zahlen. Völlig in Gedanken versunken erledige ich die Buchhaltung.

Jetzt noch schnell die restliche Post einsortieren und dann geht's nach Hause.

Nach getaner Arbeit richte ich meinen Blick zurück auf den Bildschirm und will die Programme schließen. Da blinkt plötzlich eine kleine Werbung in der oberen Ecke des Browsers auf. Zunächst ignoriere ich die bunt blinkende Reklame des Onlinecasinos. Ich fokussiere mich wieder auf die Unterlagen, welche vor mir auf dem Schreibtisch liegen. Doch es gelingt mir nicht. Als die Reklame wieder und wieder in meinem Augenwinkel auftaucht, merke ich, dass ich immer nervöser werde. Meine Hände sind schweißnass und ich beginne unruhig mit den Knien zu zucken. Immer wieder schwebt mein Blick zur Anzeige hinüber. Ich versuche es zu ignorieren und wegzuschauen.

Doch die Werbung hat sich förmlich eingebrannt und ich kann ihr nicht entfliehen.

Klicke hier, um deinen Bonus zu erhalten …

Kapitel 39
Der Rückfall

Wie ferngesteuert klicke ich auf den Link. Sofort öffnet sich die Seite eines Onlinecasinos und ich werde aufgefordert, mich anzumelden und Geld einzuzahlen.

Sämtliche Schutzmechanismen scheinen zu versagen, denn ich tue es.

Was passiert hier gerade?

Wie von Geisterhand geführt, melde ich mich an und zahle Geld von meinem Konto auf das Konto des Onlinecasinos ein. Das Onlinecasino hat mich mit seiner Werbung, der schrillen Musik, den bunten Spielen direkt wieder völlig eingenommen. Ich tauche ab in eine andere Welt. Eine Welt, die mir bislang unbekannt war und doch völlig vertraut erscheint.

Das Spiel zieht mich direkt in seinen Bann. Ich spiele, als hätte ich es gestern das letzte Mal getan. Die bunten Lichter, das Blinken, die Musik, die Bonusversprechen … es fühlt sich an, als würde ich in der Spielhalle sitzen. Ich gerate in einen Tunnel, alle Nebengeräusche meiner Umgebung sind verschwunden und ich vergesse, wo ich bin.

Der Computerbildschirm zieht meine volle Aufmerksamkeit auf sich. Minuten, vielleicht sogar Stunden vergehen und ich sitze hier und spiele. Das Spiel fesselt mich und es ist mir in diesem Moment egal, dass ich vier spielfreie Jahre mit einem Klick über den Haufen geworfen habe. Ich setze wieder und wieder Geld und klicke mich durch das Spiel, als gäbe es nichts zu verlieren. Und auf einmal verändert sich die Melodie, die Farben auf dem Bildschirm scheinen zu explodieren und auf einen Schlag hat sich alles verändert. Fassungslos blicke ich auf den Bildschirm, denn ich habe gewonnen. Meine Ohren rauschen vor Freude, meine Hände sind feucht, mein Herz rast. Das Adrenalin schießt mir ins Blut und ich fühle mich aufgewühlt.

Doch plötzlich verändert sich der Bildschirm erneut und meine Gewinnsumme wird mir angezeigt. Diese trifft mich wie ein Schlag. Ich bin sprachlos und weiß nicht wohin mit meinen Gedanken.

… sie haben zweihundertachtundsiebzigtausend Euro gewonnen …

Wie bitte?

Ich kann kaum glauben, was gerade geschehen ist.

Mit einem Schlag bin ich zweihundertachtundsiebzigtausend Euro reicher und gleichzeitig habe ich vier Jahre spielfreie Zeit verloren.

Und dieser Gedanke trifft mich hart, noch bevor ich mich über das Geld freuen kann. Es trifft mich eiskalt. Denn mir wird bewusst, was ich gerade getan habe. *Fuck, ich habe gespielt!*

Auf einen Schlag bin ich zurück in der Realität angekommen. Ich höre die Stimmen, die aus dem Verkaufsraum herüberdröhnen, höre das Lachen der Mitarbeiter und das Getratsche der Kunden. Das Wasserrauschen und das monotone Surren des Föhns holen mich auf den Boden der Tatsachen zurück.

Völlig überfordert mit allem sitze ich am Schreibtisch und transferiere den Gewinn auf mein Konto.

Scheiße, wie erkläre ich das meiner Frau …

Ich bin hin- und hergerissen zwischen Freude und Frust. Diese hohe Summe bedeutet auf der einen Seite, dass ich mit einem Schlag alle meine Schulden abbezahlen kann. Nichtsdestotrotz habe ich gespielt und damit alles weggeworfen, wofür ich die letzten Jahre gearbeitet habe. Für ein spielfreies Leben.

Ich bin rückfällig geworden, scheiße!

Dieser Gedanke beschäftigt mich mehr als die Tatsache, dass ich ab sofort ein schuldenfreies Leben führen werde.

Ich sitze vor dem Bildschirm und schaue diesen unglaubwürdig an. Ich warte darauf, dass der Transfervorgang abgeschlossen ist und drucke den Beleg des Gewinns aus. Ich sitze da und starre das Blatt Papier an. Hilflos kann ich nichts weiter tun, als auf die Zahlen zu starren.

2 7 8.0 0 0 Euro

Ich muss es ihr sagen. Ich will es ihr aber nicht sagen.

Denn das bedeutet, ihr zu gestehen, dass ich rückfällig geworden bin. Aber wie soll ich ihr diese Summe verschweigen? Wie soll ich ihr diese hohe Gewinnsumme verheimlichen? Dieser Gewinn bedeutet für uns, dass wir auf einen Schlag schuldenfrei sein werden.

Und in ein paar Tagen ist das Geld sicherlich da.

Schweren Herzens und mit wackligen Beinen stehe ich auf und gehe zu ihr nach vorne. Ich bitte sie, dass sie zu mir nach hinten ins Büro kommt. Sie schaut mich verwundert an und fragt, ob alles in Ordnung sei.

In Ordnung? Ich weiß es nicht.

Und genau diese Antwort gebe ich ihr. Ich lege ihr die Belege des Gewinns vor und kann nichts dazu sagen. Sie fragt mich, was das sei.

Ich erzähle ihr, dass etwas passiert sei und wir nun um zweihundertachtundsiebzigtausend Euro reicher seien. Sie schaut mich ebenso sprachlos an, wie ich es bis vor wenigen Sekunden auch war. Ich gestehe ihr, dass ich einen Rückfall hatte und wir nun um einiges reicher sind und vor allem, dass wir nun schuldenfrei sind.

Sie schaut mich an und ich kann ihr ihre Freude und Wut gleichzeitig im Gesicht ansehen. Ohne lange nachzudenken, zücke ich mein Portemonnaie, ziehe meine EC-Karte heraus und gebe sie ihr. Ich bitte sie, mir zu helfen und meinen Rückfall mit mir durchzustehen. Und das tut sie. Sie nimmt meine Karte und steckt sie ohne zu zögern ein. Minutenlang stehen wir im Büro und wissen nicht, was wir sagen sollen. Wir stehen einfach nur da und schauen uns an. Der Kloß im Hals und der Knoten im Bauch beginnen sich zu lösen. Ich bin froh, es ihr erzählt und sie um Hilfe gebeten zu haben.

Und so langsam wird es mir bewusst: Ich habe eine Unmenge an Geld gewonnen, die in ein paar Tagen auf meinem Konto sein wird. Ich spüre, wie ein kleines Grinsen über mein Gesicht huscht, und sage zu ihr, dass wir nun im Besitz von mehr als einer Viertelmillion Euro sind. Auch in ihr steigt die Freude auf und sie stellt die Wut hinten an. Denn sie weiß, was es für uns beide bedeutet: Wir sind nun schuldenfrei.

Der Tag liegt mir schwer im Magen. Ich bin so aufgewühlt, dass mich der Gewinn und mein damit verbundener Rückfall nicht schlafen lassen. Es macht sich der Zweifel in mir breit, dass der Gewinn nicht real ist. Ich liege auf der Couch und versuche zur Ruhe zu kommen, da klingelt plötzlich mein Handy.

Komisch, wer ruft denn so spät noch an?

Ich gehe ran und werde vom Betreiber des Onlinecasinos beglückwünscht und man sagt mir, dass der Gewinn spätestens in einer Woche auf meinem Konto sei. Nach dem Gespräch blicke ich zu meiner Frau und versichere ihr, dass wir nun tatsächlich schuldenfrei sind.

Und ich bin nicht mehr spielfrei …

Kapitel 40
Die Wolke des Gewinns

Eine Woche ist vergangen und wie jeden Tag in der letzten Woche logge ich mich beim Onlinebanking ein, um nach meinem Kontostand zu schauen.

Ich habe ihr zwar meine EC-Karte gegeben, verfüge aber weiterhin über den Zugang meines Onlinebankings. Ich habe mit ihr geklärt, dass ich sie in Kenntnis setze, wenn ich mich einlogge. Nervös gebe ich mein Passwort ein und warte auf die Anzeige meines Kontostandes. Als dieser aufblinkt, zittern mir plötzlich nervös die Finger. Völlig verblüfft schaue ich auf den Zahlungseingang, der meinen Kontostand um zweihundertachtundsiebzigtausend Euro erhöht.

Wahnsinn!

Mehr fällt mir in diesem Moment dazu nicht ein. Denn immer noch kann ich nicht einschätzen, ob die Wut über meinen Rückfall oder die Erleichterung über den möglichen Schuldenabbau überwiegt.

Ich weiß nicht, wie lange ich vor dem Computer sitze und ungläubig auf die schwarzen Zahlen auf meinem Konto starre.

So eine hohe Summe habe ich noch nie gesehen.

Es scheint mir völlig irreal zu sein. Ich stehe auf, gehe zum Schrank und nehme den Ordner mit den offenen Rechnungen bei meinen Gläubigern hervor. Ich überweise alle Rechnungen, die noch offen sind, und als ich merke, dass diese recht hohe Summe kein Problem zu sein scheint, versuche ich es mit weiteren offenen Posten. Schlagartig wird mir bewusst, dass die Summe sich tatsächlich auf meinem Konto befindet und ich über eine finanzielle Freiheit verfüge, die mir lange nicht zugänglich war.

Ich bin schuldenfrei.

Ich zahle alle Gläubiger aus und begleiche alle Rechnungen. Und auch die offenen Kredite meiner Frau zahle ich ab. Nachdem ich alle Schulden beglichen habe und den Restbetrag auf meinem Konto sehe, überlege ich, was ich mit diesem anstellen kann. Ich verspüre den Drang, dass ich es ausgeben möchte und mir etwas leisten sollte. Ich mache mich auf den Weg zu meiner Frau und erzähle ihr, dass wir nun schuldenfrei sind, da ich alle Schulden beglichen habe.

Und auch, dass ihr Salon nun schuldenfrei sei, da ich alle offenen Kredite abbezahlt habe. Sie ist sehr erleichtert und wir überlegen gemeinsam, was wir uns von dem Geld anschaffen könnten.

Gemeinsam beschließen wir, dass wir uns ein Auto kaufen sollten.

Zeitnah machen wir uns auf den Weg in ein nahegelegenes Autohaus, in dem ein Bekannter von uns arbeitet. Von meiner Kindheit an habe ich gelernt, dass reiche Menschen einen Mercedes fahren und dieser ein echtes Statussymbol sei. Demnach steht für mich schnell fest, dass wir uns einen teuren Mercedes anschaffen werden.

Wir können es uns ja leisten.

Bereits zwei Wochen später mache ich mich mit dreißigtausend Euro in bar auf den Weg zum Autohaus, um das bestellte Auto abzuholen. Dabei hallt mir ständig ein Satz im Kopf nach, den ich von meinen Eltern so oft bereits zu hören bekommen habe.

Mit Geld bist du alles, ohne Geld bist du nichts.

Ich betrete den Hof des Autohauses und werde von einem Mitarbeiter in Empfang genommen. Ich sage ihm, dass ich unseren Mercedes bezahlen möchte.

Da er eine solche Situation noch nie erlebt hat, schaut er mich verdutzt an, als ich ihm sage, dass ich in bar zahlen möchte.

Ich fühle mich gut, ich fühle mich reich. Ich fühle mich beflügelt von dem Gefühl der finanziellen Freiheit.

Ich lege dem Verkäufer die dreißigtausend Euro in bar an die Kasse. Hochmütig überlege ich schon, was ich mir sonst noch gönnen kann, wofür das Geld vorher nie ausreichte.

Der Verkäufer drückt mir die Autoschlüssel in die Hand und ich muss schmunzeln. Als ich ihm sage, dass ich gar keinen Führerschein besitze und das Auto später jemand abholen kommt, schaut er mich fragend an. Ich verabschiede mich und verlasse das Autohaus. Ich spaziere fröhlich nach Hause und setze mich vor den Computer. Freudig beginne ich Dinge zu kaufen, von denen ich jahrelang nur träumen konnte. Ich erfülle mir selbst einen jahrelangen Traum und kaufe mir VIP-Dauertickets meines Lieblingsfußballvereins. Ich kaufe Geschenke für meine Freunde und für meine Frau und bemerke nicht, dass ich den Bezug zur Realität und zum Wert des Geldes völlig verliere. Aber es stört mich aktuell nicht. Die Tatsache, dass ich Tickets im Wert von zehntausend Euro einfach mal so kaufen kann, benebelt mich. Alles fühlt sich leicht an.

Alles ist nun möglich.

Kapitel 41
Das perfekte Schauspiel

Ich merke, dass ich in den letzten Tagen mein Ansehen vor mir selbst verändere. Vier Jahre lang habe ich bodenständig gelebt, genügend Geld verdient, um alle meine Schuldenraten abbezahlen zu können und am Ende noch eine kleine Summe übrig zu haben, von der ich leben kann. Und das reichte mir jahrelang völlig aus. Die hohe Summe auf meinem Konto führt dazu, dass ich mich selbst in das Statusdenken versetze, welches ich in meiner Kindheit beigebracht bekommen habe.

Plötzlich ist es mir etwas wert, dass ich reich bin. Viele wissen nicht von meinem Gewinn. Aber diejenigen, die es wissen, möchte ich auch beeindrucken. Einige meiner Freunde lade ich regelmäßig zu den Fußballspielen ein. Anderen kaufe ich etwas, um sie glücklich zu machen.

Und das fühlt sich wahnsinnig gut an.

Ich habe mir einen Platz an einer Privatschule erkauft, an der ich den Hotelbetriebswirt machen möchte. So kann ich das Geld dazu nutzen, um mich beruflich weiterzubilden.

Auch heute habe ich einige Dinge gekauft und bezahlt. Ich logge mich, wie mittlerweile fast täglich, online in mein Konto ein und erschrecke mich darüber, dass ein großer Teil des Gewinns nicht mehr vorhanden ist. Natürlich habe ich alle Schulden und Kredite damit abbezahlen können und viele Anschaffungen für mich und andere getätigt. Aber es ist einiges weg. Und der große Verlust dieses Geldes lässt mich nicht in Ruhe und macht mich nervös.

Vielleicht sollte ich einen Teil erneut ins Spielen investieren, damit ich mir weiterhin so viel leisten kann.

Dieser Gedanke lässt mich seit Tagen nicht in Ruhe. Alles dreht sich nur noch um das Geld.

Vielleicht verdiene ich so noch mal gutes Geld. Was einmal klappte, klappt bestimmt noch einmal.

Gesagt, getan. Ich gehe zu ihr in den Salon, setze mich vor den Computer, zahle Geld auf mein Konto ein und beginne zu spielen. Eine Szene, die in den nächsten Tagen und Wochen zur Routine werden wird, von der aber niemand etwas mitbekommt. Ich setze Summen, an die ich vor einigen Wochen nicht mal hätte denken können. Es beginnt ein Schauspiel meinerseits, was mich um viele Jahre zurückwirft. Ich habe meine Frau gebeten, dass sie mir hilft, meinen Rückfall durchzustehen. Ich habe ihr meine Karten gegeben und ihr versichert, dass ich um ihre Erlaubnis bitte, wenn ich mich online in das Konto einloggen möchte. Was ich natürlich nicht mache. Jedenfalls nicht dann, wenn es um das Spielen geht. Ab und an frage ich sie, damit sie nicht misstrauisch wird. Dass ich aber täglich das Konto online nutze, um Geld auf mein Konto im Onlinecasino einzahlen zu können, weiß sie nicht.

Ich habe ihr meine Karten anvertraut und sie vertraut mir, dass ich nicht mehr spiele, sondern das Geld zum Rechnungen bezahlen nutze.

Was mir aber egal ist, denn für mich zählt lediglich, dass ich den Verlust des Geldes ausgleichen kann!

Mit Geld bist du alles, ohne Geld bist du nichts. Also erspiele es dir!

Kapitel 42
Die schockierende Wahrheit

Wie konnte das denn passieren?!

Fassungslos schaue ich auf meinen Kontostand, den das Onlinebanking mir anzeigt.

Rote Zahlen? Wie kann das denn sein?!

Vor zwei Monaten erst sind die zweihundertachtundsiebzigtausend Euro eingegangen, von denen heute nichts mehr übrig ist. Eher im Gegenteil: Ich habe mehr Schulden als am Vortag des Gewinns.

Ich habe jeden Tag gespielt, habe aber den Überblick komplett verloren, wie viel ich verspielt habe. Panisch über meinen aktuellen Kontostand gehe ich nach Hause.

Wie komme ich jetzt bloß an das Geld?

Verzweifelt sitze ich in unserer Wohnung und zerbreche mir den Kopf darüber, wie ich an das Geld komme. Meiner Frau habe ich nichts von meinem immer noch andauernden Rückfall erzählt. Sie denkt, dass ich einmalig gespielt habe. Ich mache es ihr aber auch so vor. Das Schauspielern habe ich über die Jahre hinweg nicht verlernt. Auch heute kann ich ihr noch vormachen, dass alles in Ordnung sei und dass ich meine und unsere Finanzen im Griff habe.

Und meine Sucht.

Ideenlos logge ich mich beim Onlinecasino ein. Geld von meinem Konto kann ich nicht mehr einzahlen, da es aufgrund der Überziehung gesperrt ist. Da kommt mir die Idee, dass ich das Konto meiner Frau angeben kann.

Ich weiß, wo sie ihre Daten abgeheftet hat, und besorge mir diese umgehend. Ich verfalle in alte, skrupellose Muster zurück, doch es ist mir egal. Ich bin wieder in dem Teufelskreis gefangen, dem ich bereits einmal entkommen konnte.

Und auch dieses Mal ist nur von Bedeutung, dass ich an Geld

gelange, um gewinnen zu können. Ich plane alles ganz akribisch, damit mich niemand am Spielen hindern kann, und belüge dafür meine Frau und auch mich selbst.

Im Handumdrehen suche ich ihre Kontodaten heraus und zahle von ihrem Konto Geld auf mein Konto des Onlinecasinos ein.

Wird sie schon nicht merken, denn ich werde gewinnen und es ihr dann direkt zurückzahlen.

Doch auch heute habe ich kein Glück und verliere alles. Es bleibt nichts von dem Geld übrig, also versuche ich es erneut und zahle Geld von ihrem Konto ein.

Scheiße, scheiße, scheiße! Warum klappt das denn heute nicht?!

Doch bevor ich mich weiter ärgern und einen neuen Versuch starten kann, kommt meine Frau zu mir ins Büro. Sie fragt mich, ob ich mit der Buchhaltung fertig sei und ob wir nach Hause gehen und uns etwas zu essen bestellen wollen.

Mürrisch antworte ich ihr, dass ich gleich alles erledigt habe und mit ihr mitgehen werde. Mit Bauschmerzen verneine ich ihre Frage bezüglich des Essens und mache ihr vor, dass ich keinen Hunger habe. Der Appetit ist mir vergangen, an das Bestellen von Essen möchte ich nicht denken.

Von welchem Geld denn auch?

Kapitel 43
Der skrupellose Betrug

Gefrustet stehe ich heute auf. Ich habe den halben Tag im Bett verbracht und mich über mich selbst geärgert.

Wie kann man so dumm sein?

Ich ärgere mich, dass ich nicht nur mein Geld, sondern auch das meiner Frau verspielt habe.

Ich ziehe mich an, mache mich auf den Weg in den Salon und nehme unter dem Vorwand, die Buchhaltung zu machen, im Büro Platz.

Ich probiere es heute noch ein letztes Mal.

Schon sitze ich erneut am Computer und öffne die Seite des Onlinecasinos. Ich setze trotz schlechten Gewissens erneut das Geld meiner Frau und beginne zu spielen. Da ich das Geld, welches sich auf ihrem Privatkonto befand, bereits verspielt habe, fasse ich heute den Entschluss, an das Konto ihres Friseursalons zu gehen. Die Daten habe ich alle, da ich mich um ihre Buchhaltung kümmere. In meinen Augen ist nichts Schlimmes dabei, denn ich habe fest vor, ihr das Geld sofort zurückzuzahlen, sobald ich den nächsten hohen Gewinn erzielt habe.

Bevor das Spiel zu einem Ende kommt, werde ich durch das Klingeln meines Handys aus meiner Trance gerissen. Zunächst will ich das Klingeln ignorieren, sehe jedoch, dass es mein bester Freund ist, der mir immer geholfen hat oder zur Seite stand, wenn ich ihn brauchte. Also beschließe ich ranzugehen. Er erzählt mir, dass er spontan einen Wochenendtrip geplant habe, und bittet mich, dass ich in seinen Laden gehe, das Geld aus der Kasse nehme und zur Bank bringe, damit es auf das Geschäftskonto eingezahlt werden kann.

Ohne zu zögern, gehe ich seiner Bitte nach. Er ist mir sehr dankbar und beteuert, wie froh er ist, dass ich ihm diesen Gefallen erneut tue. Das habe ich schon öfter für ihn erledigt. Ich bin nach

Feierabend bei seinem Angestellten vorbeigegangen, habe das Geld mitgenommen und zur Bank gebracht. Es war nie etwas dabei und hat nie zu Problemen geführt. Er konnte mir immer blind vertrauen.

Bis zum heutigen Tag.

Heute springe ich direkt von meinem Stuhl auf und mache mich auf den Weg, um das Geld abzuholen. Ich denke nicht einmal daran, dass ich es zur Bank bringe und auf sein Konto einzahle. Das Einzige, woran ich denken kann, ist die Tatsache, dass ich mir das Geld borge, als Einsatz nehme und meiner Frau das Geld zurückzahlen kann. Ich hole das Geld wie vereinbart in seinem Laden ab, gehe zur Bank und zahle es auf ein Konto ein. Jedoch nicht auf das meines Freundes, sondern auf mein Privatkonto. Umgehend mache ich mich auf den Weg an den Computer, um dieses Geld im Casino setzen und vervielfachen zu können.

Jetzt gewinne ich bestimmt wieder alles!

Kapitel 44
Die halbherzige Beichte

Die letzte Zeit war anstrengend, das Lügen und der Frust sorgen zunehmend für schlechte Stimmung. Meine Eltern haben meine Frau und mich übers Wochenende nach Kiel in deren Ferienhaus eingeladen. Ich willige ein in der Hoffnung, ein paar Tage abschalten und die Geldsorgen vergessen zu können. Jedoch bin ich voller Sorge, dass jemand meine Lügen und mein Verhalten bemerkt.

Das Lügen gehört in den letzten Wochen schon wieder zur Tagesordnung. Ich lüge und betrüge und mache anderen vor, dass alles in Ordnung sei. Dabei habe ich nichts mehr unter Kontrolle. Alles, was ich mir in den letzten Jahren an Sicherheit aufgebaut habe, setze ich heute aufs Spiel. Ich belüge meine Frau. Ich betrüge meine Freunde. Ich schäme mich vor meinen Eltern, daher habe ich seit dem Tag des Gewinns nicht mehr viel mit ihnen gesprochen. Ich schäme mich davor, zugeben zu müssen, dass ich rückfällig geworden bin. Ich schäme mich davor, dass sie mich für schwach halten und mich als schwarzes Schaf der Familie sehen. Daher habe ich den Kontakt lieber wieder erkalten lassen, als dass ich diese Schwäche vor ihnen eingestehen müsste. Natürlich fragten sie mich, woher das Geld für den Mercedes kam. Auch hier habe ich mich im Lügennetz verstrickt und mir die Geschichten so ausgelegt, dass sie glaubwürdig waren und die Wahrheit bloß nicht ans Licht kommt.

Niemand weiß von dem Gewinn und meinem Rückfall. Meine Frau weiß vom ersten Gewinn, von allem anderen jedoch ahnt sie nichts.

Mein Alltag besteht wieder aus Lügen und Betrügen. Und niemand bemerkt es.

Immer so tun, als wäre alles gut!

Doch das ist es bei Weitem nicht mehr.

Der Gewinn ist weg und ich habe größere Schulden als jemals zuvor. Ich habe mein Geld verzockt, das meiner Frau und das meines besten Freundes. Außerdem habe ich enorme Kreditkartenschulden angehäuft, von denen niemand etwas weiß. Ich dürfte aufgrund meiner zu schlechten Schufa eigentlich keine Kreditkarte besitzen. Als ich diese jedoch nach dem Zahlungseingang der Gewinnsumme auf meinem Konto bei meiner Bankberaterin beantragt habe, fragte diese lediglich nach der Deckungssumme, die ich gerne hätte. Ohne mit der Wimper zu zucken, entschied ich mich für eine Deckung von dreitausend Euro und sicherte mir somit viele Spiele, die ich im Onlinecasino tätigen konnte.

Eine Situation, die mir wieder mal aufzeigte, dass meine Eltern im Recht waren.

Mit Geld bist du alles, ohne Geld bist du nichts.

Meiner Frau teile ich meine Gedanken bezüglich meiner Eltern und meines Rückfalls mit und bitte sie, dass wir diesen vor ihnen verheimlichen. Sie tut mir den Gefallen und dem Wochenende steht nichts mehr im Weg.

Das Wochenende ist sehr schön, ich kann gute Gespräche mit meinen Eltern führen.

Am Abend lenkt meine Frau das Gespräch zwischen uns beiden erneut darauf, dass sie es schön fände, wenn wir uns ein kleines Haus kaufen würden. Dies erwähnt sie andauernd, seit wir alle Schulden und Kredite abbezahlt haben. Ich entgegne ihr seit Wochen, dass es nicht nötig sei und die Wohnung vollkommen ausreiche, in der wir leben. Sie wird misstrauisch und fragt mich, was los sei und warum ich mit ihr kein Haus kaufen wolle. Dass es gar nicht möglich ist, weil wir das Geld nicht mehr haben, verschwieg ich ihr bislang.

Doch heute nehme ich all meinen Mut zusammen und sage ihr, dass wir uns kein Haus leisten können, weil das Geld nicht mehr da ist, da ich es verspielt habe. Sie weiß nicht so recht, was sie dazu sagen soll.

Sie ahnte von all dem nichts, da sie mir das Geld anvertraut hat.

Ich jedoch habe sie in Perfektion angelogen und alle finanziellen Probleme vor ihr verheimlicht.
Sie weiß auch nicht, dass ich Gelder von ihrem Konto und dem des Salons zum Spielen genutzt habe. Denn auch hier vertraut sie mir blind und vermutet nicht, dass ich sämtliche Briefe, Mahnungen und die roten Zahlen vor ihr verheimliche. Sie reagiert geschockt und ist sprachlos. Das ganze Wochenende über sagt sie nicht viel dazu. Auch mit meinen Eltern spricht sie nicht darüber.

Immerhin ist es jetzt raus.

Ich sage ihr jedoch nicht die ganze Wahrheit. Ich ertrage ihr enttäuschtes Schweigen das gesamte Wochenende über und behalte weiterhin für mich, dass ich das Geld ihres Salons, ihr eigenes und das meines guten Bekannten verspielt habe.

Das bekomme ich schon wieder hin!

Kapitel 45
Die Folgen

Die Woche zieht sich dahin. Zuhause wird nicht viel gesprochen, da meine Frau den Schock über den Verlust des ursprünglichen Gewinns und auch meinen andauernden Rückfall noch nicht verdaut hat. Auch ich habe damit zu kämpfen, dass sie es nun weiß und ich meine Maske fallen lassen musste. Zeitgleich habe ich jedoch auch Angst davor, dass sie herausfindet, dass ich auch ihr Geld verspielt habe. Doch solange sie mich nicht darauf anspricht, werde ich weiterhin versuchen, das Geld zurückzuerlangen und heimlich zurückzuzahlen.

Sie muss es nicht unbedingt wissen.

Daher bin ich umso erleichterter, dass am Wochenende ein Wochenendseminar der Privatschule stattfindet.

So können wir es beide sacken lassen und die nächste Woche sieht wieder besser aus!

Ich packe meinen Koffer und mache mich für drei Tage auf zum Wochenendseminar. Ich freue mich darauf, noch einmal andere Leute zu sehen und meine Sorgen außer Acht lassen zu können. Ich checke im Hotel ein, als mein Handy klingelt. Ich gehe dran und sofort fragt mich meine Frau entsetzt, was ich getan habe.

Wie? Was ich getan habe?

Auch wenn ich ihr vieles verschwiegen habe, weiß ich nicht, was sie jetzt meint. Ich befürchte, dass sie die Kontoauszüge gesehen hat, tue aber so, als wüsste ich nicht, was sie meint. Schließlich möchte ich ihr nicht zu viel verraten. Also frage ich sie, was denn passiert sei.

Aufgebracht erzählt sie mir, dass die Polizei bei uns zuhause sei und alles durchsuche.

Völlig perplex suche ich Halt an einer Wand und muss mich abstützen. Mit dieser Nachricht habe ich nicht gerechnet. Da wäre es mir lieber gewesen, sie hätte ihren Kontostand gesehen.

Polizei?! Warum das denn?

Ich frage sie, ob sie den Grund dafür wisse. Sie schreit mich förmlich an, dass ich Mist gebaut und mein bester Freund mich angezeigt habe, weil ich ihn um seine Einnahmen betrogen habe. Nun suche die Polizei den Schlüssel und Unterlagen, die ich von ihm in meiner Wohnung habe.

Sie will von mir wissen, ob das wahr sei. Ohne ihr diese Frage zu beantworten, lege ich auf, verlasse umgehend das Hotel und fahre mit dem Zug nach Hause. Noch auf dem Weg rufe ich meinen Freund an und frage ihn, was los sei. Verzweifelt erkläre ich ihm, dass die Polizei bei mir sei und bitte ihn mir zu helfen und die Durchsuchung zu stoppen. Er sagt mir zu, dass er es versuche, und legt auf.

Voller Panik, was mich zuhause erwartet, mache ich mich auf den Weg zu unserer Wohnung.

Nie mehr wollte ich Ärger mit dem Gericht, der Polizei oder Anwälten haben.

Nie mehr! Was habe ich mir da nur eingebrockt.

Kapitel 46
Die panische Angst

Abgehetzt und verzweifelt komme ich zu Hause an und finde zum einen meine aufgewühlte und zugleich wütende Frau vor. Außerdem erwarten mich die Polizisten. Mein bester Freund konnte zwar erreichen, dass diese aufhören, meine Wohnung zu durchsuchen, dennoch teilte mir einer der Polizisten mit, dass ich in den nächsten Tagen zur Wache gebeten werde und eine Aussage machen müsse. Er erinnert mich daran, dass das hier keine kleine Sache für mich sei. Seit Kurzem sei zwar meine Bewährung aus den vergangenen Straftaten ausgelaufen, aber die Anzeige meines Freundes bezieht sich auf die Dinge, die ich noch während meiner Bewährung begangen habe.

Meine Ohren beginnen zu glühen, meine Hände zu zittern.

Was bedeutet das jetzt für mich? Doch Gefängnis?

Ängstliche sehe ich meine Frau an. Ich habe wahnsinnige Angst davor, dass ich wieder jemanden durch meine Spielsucht verletze und enttäusche.

Das ist jetzt wohl auch zu spät.

Verzweifelt gehe ich in die Wohnung. Zum Glück haben die Polizisten diesmal nichts mitgenommen. Bevor ich an irgendetwas anderes denken kann, stürme ich auf den Computer zu und versuche herauszufinden, was mein Handeln für mich zur Folge haben kann. Ich durchforste diverse Internetseiten und alle spucken dieselbe Information aus.

Bewährungwiderrufung? Ich muss wirklich in Haft?

Ich sacke in mich zusammen und mir wird schlagartig bewusst, was ich getan habe. Die letzte Verhandlung war das Schlimmste, was mir in meinem Leben bis zu diesem Zeitpunkt widerfahren war. Ich habe mir selbst geschworen, dass ich es niemals mehr so weit kommen lasse und meine Freiheit aufs Spiel setze.

Erschrocken über mich selbst stelle ich fest, dass ich diesen Gedanken die letzten Wochen und Monate völlig außer Acht gelassen habe, nur damit ich wieder spielen konnte. Ich habe es innerhalb von zwei Monaten geschafft, mein Leben zu zerstören.

Was habe ich nur getan?

Hilflos schaue ich meine Frau an. Sie steht im Türrahmen und gibt mir zu verstehen, dass ich ihr erzählen soll, was passiert sei. Für einige Minuten sitze ich wortlos da und bekomme kein Wort heraus.

Wie soll ich ihr das nur erklären?

Nachdem sie mich einige Zeit hat nachdenken lassen, nehme ich meinen Mut zusammen und spreche mit ihr. Ich erzähle ihr, dass ich nicht nur mein Geld verspielt habe, sondern auch das meines Freundes und auch ihres. Ich erzähle ihr, dass ich Einnahmen aus dem Salon genommen habe. Ich beichte ihr, dass ich den Überblick verloren habe und nicht genau sagen kann, wie viel Geld ich verspielt habe. Ich sage ihr, dass ich es alleine nicht schaffe und dass ich Angst habe.

Angst davor, dass ich ins Gefängnis muss.

Sofort ist uns beiden klar, dass ich einen Termin beim Anwalt ausmachen muss. Umgehend rufen wir in der Kanzlei an und vereinbaren einen Termin in der kommenden Woche.

Immerhin drängt die Zeit, nächste Woche muss ich zur Polizei.

Sie weiß nicht so recht, was sie sagen soll. Nachdem wir die Angelegenheit mit dem Anwalt klären konnten, bittet sie mich, dass wir uns um ihren Salon kümmern. Sie bittet mich, ihr zu sagen, wie es finanziell um diesen steht und wie viel Geld fehlt.

Kann ich nicht, ich weiß es nicht.

Traurig darüber, dass ich meine Frau enttäuscht und in große Probleme gebracht habe, stammle ich eine Antwort heraus. Ich sage ihr zu, dass wir in den Friseursalon gehen und die Bücher gemeinsam durchgehen.

Das bin ich ihr schuldig.

Gleichzeitig macht sich ein ungutes Gefühl in meiner Bauchgegend breit, da ich nicht weiß, was mich erwarten wird. Ich bin mir nicht bewusst, wie viel Geld ich im Laufe der Zeit entnommen und verspielt habe.

Schweren Herzens mache ich mich mit ihr auf den Weg. Stillschweigend laufen wir nebeneinander her, den Hund zwischen uns. Keiner weiß so recht, welche Folgen mein Handeln haben wird.

Ich bin mir nicht im Klaren darüber, von wie viel Geld wir genau sprechen oder welche juristischen Folgen mein Handeln für mich haben wird. Aber ein Gedanke wird mir immer klarer.

Ich habe wieder mal alles aufs Spiel gesetzt und verloren.

Kapitel 47
Die erneute Ratlosigkeit

Das wollte ich doch nicht.

Ich sitze meiner Frau sprachlos gegenüber. Ich kann ihre Reaktion nicht einschätzen, ich sehe Wut, Traurigkeit und Frust. Gleichzeitig ist mir auch klar, dass auch sie ratlos und verzweifelt ist.

Das Prüfen der Bücher dauert bis tief in die Nacht. Wir sitzen gemeinsam in ihrem Salon und starren fassungslos auf die Zahlen. Die Zahlen reißen mich in die Realität zurück. Ich habe nicht nur meinen Gewinn und das Geld auf unseren privaten Konten verspielt. Ich habe den Salon meiner Frau in die roten Zahlen getrieben.

Voller Scham kann ich ihr nicht in die Augen blicken. Ich weiche ihrem Blick aus und starre auf die vor mir liegenden Blätter. Da steht es schwarz auf weiß, ich kann vor meinem Handeln jetzt nicht mehr entfliehen.

Sie sitzt vor mir und ist den Tränen nah.

Verständlich, ich habe ihren Traum ruiniert.

Obwohl mir mein Handeln leidtut und ich ihr so etwas niemals antun wollte, bekomme ich kein Wort heraus. Der Kloß in meinem Hals ist riesig und der Knoten in meinem Bauch so schwer. Ich fühle mich schlecht wie lange nicht mehr.

Ihre Worte reißen mich aus meinen Gedanken.

Was wir jetzt tun sollen? Ich weiß es nicht.

Ratlos zucke ich mit den Schultern. Ich würde ihr gerne sagen, dass ich eine Lösung für all die Probleme habe, die ich uns beschert habe. Ich fühle mich jedoch einfach nur völlig überfordert. Ich habe wahnsinnige Angst davor, dass ich in Haft muss und dass ich das Leben meiner Frau ruiniert habe. So sehr ich mir eine Lösung herbeiwünsche, es scheint keine zu geben.

Die einzige Möglichkeit, die uns bleibt, sind Kredite. Wir werden

Kredite auf ihren Salon aufnehmen müssen, um die finanziellen Löcher, die ich geschaffen habe, stopfen zu können. Das, was wir privat besessen haben reicht längst nicht mehr aus, um meine Schulden abbezahlen zu können.
Doch was wir bei der Bank beantragen können, wird nicht ausreichen, um alle offenen Kosten decken zu können.
Verzweifelt fragt sie mich, ob meine Eltern uns nicht helfen können.

Meine Eltern?

Auch wenn meine Eltern die finanziellen Mittel zur Verfügung hätten, um uns zu helfen, würde dies für mich bedeuten, ihnen die Wahrheit beichten und meine Fehler vor ihnen eingestehen zu müssen.

Und das kann ich nicht.

Ich bin froh darüber, dass sich das Verhältnis zu meinen Eltern in den letzten Jahren wieder gebessert hat. Sie würden es mir nicht verzeihen, dass ich erneut Schwäche gezeigt und gespielt habe. Sie würden mir nicht helfen, da ich selbst schuld sei.
Daher kann ich ihrem Wunsch nicht nachkommen und meine Eltern um das Geld bitten.

Oder doch?

Ich weiß, dass ich ihr den Gefallen tun muss und alles versuchen muss, um ihren Salon zu retten. Auch wenn das bedeutet, dass ich erneut über meinen Schatten springen und jemanden um Hilfe bitten muss.
Ich teile ihr meine Bedenken mit und sie hört mir zu. Sie kennt meine Eltern und weiß, wie das Verhältnis in der Vergangenheit war. Gemeinsam überlegen wir, wie wir das Geld für den Salon auftreiben können, damit sie diesen nicht schließen muss.
Wir grübeln die ganze Nacht und kommen zu dem Entschluss, dass wir meine Eltern um Hilfe bitten werden.
Gut geht es mir mit diesem Gedanken nicht und der anstehende Besuch bereitet mir Kopfschmerzen. Nichtsdestotrotz weiß ich, dass ich für meine Fehler geradestehen muss und meiner Frau dabei helfen will, ihren Salon zu retten.

Verzweiflung und Ratlosigkeit machen sich weiterhin breit, aber eines ist mir trotzdem klar.

Ich werde nicht versuchen, das Geld zu erspielen. Oder?

Kapitel 48
Die Hilflosigkeit

Nachdem wir die ganze Nacht Probleme gewälzt und schlaflos vor uns hin gegrübelt haben, beschließen wir, dass wir meine Eltern um ein sofortiges Treffen bitten. Ich rufe sie an und bitte sie schweren Herzens darum, dass sie uns besuchen kommen und wir gerne mit ihnen sprechen möchten.

Sie freuen sich über meinen Anruf und sagen ohne zu zögern zu, dass sie am morgigen Sonntag bereits zu uns kommen möchten. Ein wenig erleichterter macht sich meine Frau auf den Weg in den Salon, um heute dort zu arbeiten. Gefrustet und mit meinen Gedanken alleine gelassen bleibe ich in unserer Wohnung zurück.

Fassungslos über meine wieder mal aussichtslose Lage sitze ich eine Ewigkeit einfach nur da und bemitleide mich selbst. Vor wenigen Jahren habe ich mir geschworen, dass ich niemals mehr in die Berührung mit der Polizei oder dem Gericht komme.

Wie dumm du bist!

Meine Bewährung ist seit wenigen Tagen ausgelaufen. Ich könnte ein freier Mensch sein. Und was mache ich? Setze wortwörtlich alles aufs Spiel.

Gefrustet und wütend über mich selbst, dass mir meine Freiheit so wenig wert war und nur der Gedanke zählte, an Geld fürs Spielen zu kommen, starre ich auf den Computer. Ich weiß, dass es jetzt falsch wäre zu spielen.

Aber vielleicht würde es mir das fehlende Geld einbringen und ich müsste meine Eltern nicht um Hilfe bitten.

Ich starre den Computer an und bevor ich mich fürs Spielen entscheiden kann, fasse ich den Entschluss, dass ich aus der Wohnung raus muss, um einen klaren Gedanken fassen und mich auf das morgige Gespräch vorbereiten zu können.

Bereits in meinem letzten Klinikaufenthalt habe ich festgestellt,

wie gut es mir tut, durch die Natur zu laufen. Mir wird bewusst, dass ich dies und vor allem mich selbst die letzten Wochen und Monate wieder aus dem Blick verloren habe, weil mein gesamter Fokus auf dem Spielen lag.
Ich beschließe, mir unseren Hund zu schnappen und spazieren zu gehen. Stundenlang laufe ich umher. Mache mich alleine mit meinen Gedanken auf den Weg und gehe alles und jedem aus dem Weg. Auch meiner Frau möchte ich nicht unter die Augen treten. Ich schäme mich für mein Verhalten und mein Handeln und weiß nicht, wie ich es jemals wiedergutmachen soll.
Ich setze alle meine Hoffnungen in das Gespräch mit meinen Eltern. Gleichzeitig jedoch habe ich große Angst vor diesem Gespräch. Ich fühle mich nicht dazu in der Lage, mit ihnen über meinen Rückfall sprechen zu können. Ich weiß, dass sie es nicht verstehen werden. Ich bin mir sicher, dass sie mir Vorwürfe machen und sich für mich und mein Handeln schämen werden. Mich damit auseinanderzusetzen, dazu bin ich noch nicht bereit. Ich kann selbst noch nicht fassen, was passiert ist und warum ich rückfällig geworden bin. Zunächst einmal muss ich meine eigenen Gedanken sortieren und mir klar darüber werden, was das für meine Zukunft bedeutet. Also beschließe ich, meine Frau um einen weiteren Gefallen zu bitten.

Vielleicht hilft sie mir und verheimlicht vor meinen Eltern den wahren Grund der hohen Schulden. Hoffentlich versteht sie mich.

Kapitel 49
Die unerträgliche Nervosität

Nach einer weiteren schlaflosen Nacht stehe ich wie gerädert auf. Die ganze Nacht lag ich wach. Lauter Sorgen, Ängste und das schlechte Gewissen meiner Frau gegenüber plagen mich. Ich bin ihr dankbar, dass sie weiterhin bei mir ist, und rechne es ihr hoch an, dass sie mich trotz des Betrugs nicht verlassen hat.

Dank es ihr und sprich mit deinen Eltern!

Diese haben eben angerufen, dass sie bereits auf dem Weg zu uns sind. Seitdem laufe ich nervos in der Wohnung auf und ab. Ich habe gestern Abend noch mit meiner Frau gesprochen. Sie wird meiner Bitte nachkommen, dass wir meinen Eltern nichts von dem Rückfall sagen, sondern die wirtschaftliche Lage des Salons als Begründung nennen werden.

Immerhin will sie auch, dass wir das Geld bekommen, und weiß, dass wir es durch die Wahrheit wahrscheinlich nicht bekommen werden.

Sie spürt meine Nervosität, kann mir diese aber nicht nehmen. Immerhin ist sie ebenso angespannt.

Kein Wunder, ihre Existenz steht meinetwegen auf dem Spiel.

Als es an der Tür klingelt, fängt unser Hund freudig an zu bellen und freut sich über den Besuch.

Ich wünschte, so ginge es mir auch.

Meine Frau öffnet die Tür, begrüßt meine Eltern und bittet sie hereinzukommen. Nach einer zaghaften Begrüßung meinerseits betreten sie die Wohnung und nehmen Platz. Meine Frau bietet ihnen etwas zu trinken an, meine Eltern nehmen es dankend an. Ich sitze unruhig daneben und bekomme vor Anspannung kein Wort heraus.

Was werden sie wohl sagen? Merken sie, dass etwas nicht stimmt?

Angst macht sich in mir breit, dass meine Eltern misstrauisch werden und ich ihnen sagen muss, was wirklich passiert ist.

Das kann ich nicht.

Sie fangen an, von ihrem letzten Urlaub zu erzählen, und erkundigen sich, wie es uns ginge.

Was es Neues gibt?

Nachdem ich nicht mehr als ein kühles »Nichts« herausbekomme, übernimmt meine Frau das Reden. Mir fällt es schwer, meine Eltern um Hilfe zu bitten, und das weiß sie. Sie beginnt von ihrem Salon zu erzählen und dass es leider nicht so gut läuft, wie sie es sich erhofft hatte. Ich bin ihr dankbar, dass sie das Gespräch begonnen hat. Ich weiß allerdings auch, dass es meine Schuld ist und ich dafür geradestehen muss. Also nehme ich all meinen Mut zusammen und bitte meine Eltern, dass sie uns finanziell in Form eines Kredits unterstützen.

Von Kindesbeinen an habe ich gelernt, dass man Hilfe nur dann bekommt, wenn man eine Gegenleistung erbringen kann. Also warte ich gespannt die Antwort meiner Eltern ab.

Sie schauen sich an, überlegen eine Weile, was sie antworten sollen. Nach kurzer Zeit sagt mein Vater, dass sie uns helfen könnten, aber zunächst gerne die Bücher sehen möchten.

Auch das noch.

Zum Glück habe ich geahnt, dass meine Eltern einen Einblick in die Bücher haben möchten. Daher habe ich diese für meine Eltern beschönigt. Die Bücher stimmen immer, ich habe lediglich das Geld entwendet. Damit meine Eltern aber nicht sehen, wie groß die Ausmaße sind und wir damit in Erklärungsnot geraten, wo das ganze Geld hin ist, habe ich die Summen für meine Eltern etwas angepasst. Die Originale habe ich nicht verändert, ich werde meinen Eltern lediglich eine bearbeitete Kopie vorlegen.

Wir machen uns also auf den Weg in den Salon, damit meine Eltern die Bücher einsehen können. Es kommt mir vor wie Stunden, die mein Vater dasitzt, die Zahlen betrachtet und prüft und letzten Endes zusagt, dass sie uns einen Kredit geben, damit der Salon nicht schließen muss.

Erleichterung macht sich breit, eine riesige Last fällt von mir, vor allem aber von meiner Frau ab. Wir bedanken uns bei meinen Eltern. Gleichzeitig macht sich auch das schlechte Gewissen breit, dass wir sie belogen haben.

Anders hätten sie uns sicherlich nicht geholfen.

Kapitel 50
Die rettende Hilfe?

Die letzten Tage liegen mir schwer im Magen. Das Geld meiner Eltern und auch das der Bank ist mittlerweile auf dem Konto des Salons eingegangen und die Schulden konnten so weit beglichen werden. Aber alle Probleme konnte ich nicht aus der Welt schaffen.

Der Termin bei meiner Anwältin lief niederschmetternder als erwartet. Sie macht mir wenig Hoffnung, dass die Situation gut ausgehen wird. Sie sagte mir auch, dass sich die Festlegung des Termins noch einige Zeit hinziehen kann, und vertröstet mich damit, dass ich nichts tun kann und abwarten muss, was geschieht. Das Einzige, was ich tun soll, ist, dass ich mich wieder in Therapie begebe und versuche, den Schaden aufzuarbeiten und Reue zu zeigen.

Das tue ich, Tag für Tag.

Tag für Tag bange ich nun um meine Freiheit und warte auf den Gerichtstermin. Ein Gefühl, welches ich niemals mehr durchleben wollte. Wieder ist meine größte Angst tagtäglich präsent und ich alleine trage die Schuld daran.

Ich beschließe, dass ich meinen besten Freund heute anrufen werde. Ich habe ihn belogen und betrogen. Ich weiß nicht, um welche Summe es sich handelt. Ich kann nicht sagen, um wie viel Geld ich ihn betrogen habe. Der Anruf fällt mir nicht leicht. Ich fühle mich schlecht und stecke in dem gleichen Kreislauf fest, den ich bereits schon einmal durchlebt habe. Wieder muss ich dabei zuschauen, dass ich Menschen enttäusche und verletze.

Und das alles wegen des Geldes.

Ich möchte mich bei ihm entschuldigen. Ich höre ihm an, wie enttäuscht er ist. Er hat mir blind vertraut und ich habe es missbraucht. Es geht mir nach dem Gespräch zunächst schlechter. Dennoch bin ich froh, dass ich ihn angerufen haben.

Es ist nicht wie beim letzten Mal. Vor wenigen Jahren dachte ich bereits einmal, dass es nicht mehr schlimmer kommen kann.

Aber diesmal kommt es viel schlimmer.

Die Geldsumme, von der wir heute sprechen, hätte ich mir vor Jahren nicht ausmalen können. Im Vergleich zur Spielhalle setzt das Onlinecasino dir kein Limit. Du kannst setzen, was immer du möchtest. Und das tat ich. Ich habe alles gesetzt und mein Schuldenberg wächst und wächst und ist viel höher als jemals zuvor. Und über das Ausmaß bin ich mir immer noch nicht bewusst.

Die nächsten Tage laufen ab wie in Trance. Die Welt dreht sich weiter und ich scheine mich wieder in der Vergangenheit zu befinden. Die Tage, an denen ich morgens fröhlich zur Arbeit gegangen bin, an denen ich eine Aufgabe hatte und mit gutem Gewissen einschlafen konnte, da ich gewissenhaft für das Abbauen meiner Schulden gearbeitet habe, sind vergangen.

Heute heißt es, wie vor einigen Jahren bereits, erneutes Bangen um die Freiheit und Sorgen machen um die finanzielle Lage. Ich fühle mich in meiner eigenen Haut unwohl. Viele in der kleinen Stadt, in der wir leben, haben die Durchsuchung der Polizei mitbekommen und einige meiner Freunde haben sofort gewusst, was passiert ist. Diese wenden sich nun von mir ab und lassen mich spüren, dass mein Handeln falsch war und sie es nicht verstehen können. Ich laufe durch die Straßen und fühle mich beobachtet, ich fühle mich schuldig.

Gerade bin ich auf dem Weg zur Beratungsstelle der Caritas. Ich habe zwar alle meine Kredit- und EC-Karten abgegeben und mich auf der Seite des Onlinecasinos sperren lassen, um mich zu schützen. Ich weiß aber, dass das nicht ausreichen wird und ich professionelle Hilfe brauche.

Ich suche zwar die Hilfe bei den Beratungsstellen, gleichzeitig höre ich jedoch auch nicht mit dem Spielen auf.

Ich kann nicht aufhören.

Ich möchte nicht aufhören, bevor ich wiedergutmachen kann, was ich allen anderen angetan habe. Ich erwarte erneut einen hohen Gewinn, der auf einen Schlag meine Probleme lösen wird. Auch wenn ich mich für meine Frau habe sperren lassen und ihr meine Zugangsdaten fürs Onlinebanking gegeben habe, bedeutet das nicht, dass ich nicht trotzdem an Geld komme.

Zunächst hat sie sich selbst an der Buchhaltung des Salons versucht. Schnell war jedoch klar, dass sie meine Hilfe braucht, und so hat sie mich wieder an die täglichen Einnahmen und auch an die Buchhaltung gelassen. Sie schenkt mir weiterhin ihr Vertrauen und glaubt, dass ich es diesmal nicht missbrauche.

Doch ich kann nicht aufhören. Ich stecke tief im Rückfall und tief im Teufelskreis der Spielsucht, aus dem ich alleine nicht herauskommen werde. Und es derzeit auch noch nicht möchte. Ich möchte durch einen Gewinn ausgleichen, was ich verloren habe. Und was andere durch mich verloren haben.

Ich merke selbst, dass ich dringend Hilfe brauche, um meine Schutzmechanismen im Rahmen der Suchtprävention wiederzuerlangen und erneut zu aktivieren.

Trotzdem bin ich für eine Hilfe nicht bereit und mache es hauptsächlich, damit meine Frau beruhigt ist.

Ich muss erst noch einmal gewinnen!

Kapitel 51
16.11.2015

Auf den heutigen Tag warte ich seit mehr als einem halben Jahr. Ein halbes Jahr gefüllt mit Angst, Sorgen und Depressionen. Ich bin in einer ambulanten Therapie, gehe regelmäßig zu meiner Psychologin und einem Neurologen und versuche mit dem Druck umzugehen, der sich in mir aufbaut. Es ist unerträglich, dass ich Tag für Tag um meine Freiheit bangen und seit Monaten zittern muss, ob ich ins Gefängnis muss oder in Freiheit bleiben kann. Die Schuldgefühle gegenüber meiner Frau werden nicht weniger, auch wenn die Kredite meiner Eltern und der Bank zunächst ihren Salon retten konnten.
Um sie zu unterstützen, habe ich mittlerweile einen neuen Job in einem Hotel angefangen und verdiene weiterhin zusätzliches Geld durch meine DJ-Aufträge. Das mache ich aber nicht nur, um meine Schulden abbauen zu können, sondern auch, damit ich wieder eine Aufgabe habe und keine Langeweile in mir aufkommen und ich wieder ans Spielen denken kann.
Das Leben ist nicht mehr so, wie wir es kannten. Der Alltag ist von den Geldsorgen und der unerträglichen Existenzangst bedroht.
Nach außen hin funktioniert alles. Ich habe wieder einen Job, tue so, als ginge es mir gut. Der Laden meiner Frau steht gut da. Wie es innerlich aussieht, ahnt kaum jemand. Lediglich zwei Bekannte von uns wissen von der anstehenden Verhandlung. Meine Eltern wissen nichts von unseren Sorgen und auch ihrer Familie haben wir es nicht erzählt.
Nach außen hin ahnt niemand, wie dunkel es in mir drin aussieht. Niemand weiß, dass ich mich kraftlos nur noch von Tag zu Tag schleppen kann und mich mit Antidepressiva und Besuchen beim Psychologen und Neurologen auf den Beinen halte. Obwohl ich regelmäßig zur Caritas und auch zur ambulanten Therapie

gehe, lasse ich das Spielen nicht sein. Ich spiele zwar nicht mehr regelmäßig, dennoch besteht in mir der Funke der Hoffnung, dass ich alles Geld, was ich verloren habe, durch einen Gewinn zurückerlangen kann.
Jeden Tag habe ich auf eine Benachrichtigung gehofft, dass der Termin doch früher stattfinden kann. Aber dem war nicht so, ein halbes Jahr habe ich auf den heutigen Tag warten müssen. Und ich bin nervöser als bei meinem ersten Gerichtsverfahren. Mittlerweile kann mich niemand mehr beruhigen. Meine Anwältin hofft
auf das Beste, hat allerdings Zweifel an einer Strafe auf Bewährung. Meine Psychologin versucht mir durch die Therapie und die Medikamente zu helfen, jedoch gelingt dies nur gering. Die Schuldgefühle und die Angst plagen mich jeden Tag aufs Neue, wogegen nur Medikamente helfen können. Die Hoffnung, dass ich nicht ins Gefängnis muss, schwindet mit jeder Minute mehr, die ich auf das Verfahren warten muss.
Doch heute ist der Tag der Verhandlung gekommen. Meine Frau und ein gemeinsamer Freund werden mich begleiten. Ansonsten gibt es niemanden mehr, der mich unterstützt. Auch ihr merke ich immer noch an, dass ich sie enttäuscht habe. Aber trotzdem hält sie zu mir und unterstützt mich. Ich bin ihr dankbar, dass sie mich heute begleitet und mich nicht alleine lässt.
Nervös sitze ich auf der Anklagebank neben meiner Anwältin. Wir warten auf den Richter, lediglich der Staatsanwalt und die Schöffen sind bereits mit im Raum. Meine Anwältin erklärte mir bereits im Vorfeld, dass in meinem Fall nicht nur der Richter eine Entscheidung treffen wird, sondern auch wieder das Schöffengericht, da die Geldsumme eine sehr hohe sei.
Neben meiner Frau und unserem Bekannten sitzen meine Psychologin und mein ehemaliger bester Freund im Raum.
Ich traue mich nicht aufzuschauen und in ihre enttäuschten Gesichter zu blicken. Ich starre auf den Tisch, an dem ich sitze, bis der Richter die Verhandlung eröffnet.
Er bittet mich, ihm einige Fragen zu beantworten, was ich auch

gewissenhaft erledige. Ich weiß, dass alles Lügen und Schauspielen nichts mehr bringt. Ich erzähle, was ich getan habe, und beteuere, wie leid mir mein Handeln tut. Ich versichere allen Anwesenden, dass ich meine Fehler anerkenne und weiß, dass ich es wieder gutmachen möchte.

Die Verhandlung zieht sich ewig hin, die Zeit scheint stillzustehen. Auch mein ehemaliger bester Freund wird zur Aussage gebeten. Er schildert die Situation aus seiner Sicht und mir wird erneut bewusst, was ich ihm angetan habe. Was er jedoch dann sagt, macht mich stutzig und ich weiß nicht, wie ich damit umgehen soll.

Er hat mich getestet?

Er erzählt dem Richter, dass er gemerkt hat, dass etwas nicht stimmte und das Geld nicht auf seinem Konto eingezahlt wurde. Also schickte er mich zwei Mal mit einer Geldsumme los, um zu testen, was ich damit tue. Dass ich damit spiele, wusste er nicht, aber er wurde darin bestätigt, dass ich es nicht auf sein Konto eingezahlt habe. Was ihn dazu veranlasste, mich anzuzeigen. Er kannte meine Vorgeschichte.

Warum hat er nicht mit mir gesprochen, anstatt mich anzuzeigen?

Die Staatsanwältin steht nach seiner Aussage auf und verliest ihr Plädoyer. Es ist still im Raum, ich kann meine Frau leise schluchzen hören. Mein Herzschlag scheint auszusetzen, meine Hände sind schweißnass und eiskalt zugleich. Meine Ohren dröhnen und mein Atem geht unregelmäßig.

Ich kann mich nicht auf die einzelnen Worte konzentrieren, so groß ist meine Angst davor, dass sie auf eine Haftstrafe plädiert. Ich weiß nicht, was genau sie sagt, welche Paragraphen sie zitiert und was sie bedeuten. Ich bin wie in einem Tunnel gefangen und fokussiere mich darauf, ob das Wort »Haft« fällt oder nicht. Sie zählt sämtliche Straftaten und deren Strafmaß auf. Für mich ist damit klar, dass ich einer Haftstrafe nicht entkommen werde. Geschockt, verzweifelt und verängstigt drehe ich mich zu meiner Frau um, blicke ihr in die Augen und schüttle mit Tränen in den

Augen den Kopf. Hoffnungslos blicke ich sie für einen kurzen Moment an. Auch ihr laufen nun hemmungslos die Tränen über die Wange, unser Bekannter versucht sie zu trösten. Der Moment ist für alle unerträglich und nervenzerreißend. Ein Moment, der nur wenige Sekunden andauert, sich aber hinzieht, als vergingen Stunden. Erst die Worte der Staatsanwältin lassen meinen Blick wieder nach vorne schweifen.

Zwei Jahre Bewährung mit drei Jahren Bewährungsfrist … Hat sie das wirklich gerade gesagt?

Was genau damit gemeint ist, weiß ich nicht. Aber es ist mir in dem Moment egal. Bewährung bedeutet, dass ich nicht ins Gefängnis muss, und das ist zunächst das Wichtigste.

Meine Anwältin erläutert mir kurz, dass dies die maximale Bewährungsstrafe sei, die ausgesprochen werden kann. Im nächsten Schritt erfolge eine Haftstrafe. Ohne lange zu zögern, stimmen wir diesem Urteil zu. Wir legen keinen Einspruch ein, denn wir wissen, dass dieses Urteil für mich nicht besser hätte ausfallen können. Der Richter erteilt mir das Abschlusswort, noch bevor ich richtig verstehe, dass die Verhandlung und all das Bangen bald ein Ende gefunden haben.

Ich denke nicht über meine Worte nach, ich überlege mir nicht, was ich sage. Die Wörter sprudeln unüberlegt aus mir heraus. Ich entschuldige mich erneut bei allen Beteiligten und versichere, dass ich meine Schuld begleichen und alle Fehler wiedergutmachen werde. Ich bitte darum, dass ich die Chance bekomme, mein Leben auf freiem Fuß regeln und Wiedergutmachung betreiben zu können.

Der Richter und das Schöffengericht verlassen den Raum zur Urteilsberatung. Gerne wäre ich zu meiner Frau gegangen und hätte sie getröstet. Gerne hätte ich meine Anwältin gefragt, was das alles zu bedeuten hat. Doch ich sitze wie erstarrt auf meinem Platz. Voller Angst, voller Panik und Verzweiflung. Und mit einem kleinen Funken Hoffnung, den die Staatsanwältin in mir erweckt hat. Ich sitze einfach nur da und warte auf die Urteilsverkündung.

Als der Richter und das Schöffengericht erneut ihre Plätze einnehmen, scheint sich alles zu drehen. Vor lauter Nervosität halte ich es kaum noch auf meinem Stuhl aus.
Der Richter wartet zum Glück nicht allzu lange mit seiner Urteilsverkündung. Er stimmt der Staatsanwältin zu und spricht zwei Jahre auf Bewährung mit drei Jahren Bewährungsfrist aus. Er ergänzt die Forderungen der Staatsanwältin jedoch mit einigen Auflagen, darunter eine monatliche Ratenzahlung im Rahmen der Schuldenrückzahlung und eine stationäre Therapie, gefolgt von einer ambulanten Therapie.

Das mache ich! Danke für diese Chance.

Kapitel 52
Die anfängliche Erleichterung

In den letzten Tagen macht sich endlich wieder Erleichterung in meinem Leben breit. Ich bin froh, dass ich nicht ins Gefängnis muss. Mir ist bewusst, dass ich lange Zeit brauchen werde, bis ich mein Leben wieder im Griff habe. Der Abbau meiner Schulden wird den Großteil meines Lebens beanspruchen und auch die emotionale Widergutmachung bei denen, die ich enttäuscht habe, ist mit der Urteilsverkündung nicht getan. Ich weiß, wie wichtig es für mich ist, dass ich die Therapie so schnell wie möglich antrete.

Nach meinem Feierabend stehe in unserer Wohnung und will gerade die Tür betreten, als ich die Zeitung im Briefkasten entdecke. Ich ziehe sie raus und will sie mit in die Wohnung nehmen.

Und kann nicht glauben, was ich auf der Titelseite sehe.

Spielsucht verleitet zu Griff in die Kasse …

Meine Hände beginnen zu zittern, mir wird schlecht. Die ganze Titelseite ist gefüllt mit meiner Geschichte.

Wie kann das sein? Außer den Anwesenden wusste niemand von meinen Taten, geschweige denn von der Verhandlung.

Ich überfliege den Artikel und bin fassungslos. Ich lese nicht alles, aber die Fakten sind völlig verdreht und meine Geschichte anders dargestellt, als es geschehen ist. Sofort steigt die Panik wieder in mir auf. Der Boden, der langsam wieder sicherer unter meinen Füßen erschien, wurde mit einem Mal und ein paar wenigen Wörtern weggerissen. Ich will mir nicht ausmalen, was das für mich und auch für meine Frau und ihren Salon bedeuten wird.

Panisch rufe ich meine Anwältin an und frage sie, wo dieser Artikel herkomme und was man dagegen tun könne. Sie sagt mir, dass wohl ein Reporter mit im Gerichtssaal war, der auf eine andere Verhandlung wartete und per Zufall in meiner Verhandlung dabei war.

Oh nein, das hat mir noch gefehlt!

Jetzt wird bald jeder wissen, dass es meine Geschichte ist. Meine Anwältin rät mir davon ab, dass ich dagegen angehen soll. Sie meint, dass die Leute es so schneller vergessen. Ich mache mich umgehend auf den Weg zu meiner Frau, um ihr meinen erschreckenden Fund zu zeigen. Denn für sie und ihren Salon kann das Gerede böse enden.

Und das will ich nicht.

Ich laufe panisch zu ihr in die Wohnung.

Doch als ich auf sie zugehe, sagt sie mir, dass sie den Artikel bereits nach Feierabend im Salon gelesen hat.

Wie viele andere wahrscheinlich auch.

Am nächsten Tag mache ich mich mit mulmigem Gefühl im Bauch auf den Weg zur Arbeit.

Hoffentlich hat dort bislang niemand den Artikel gelesen.

Der Tag ist lang und die Zeit scheint stillzustehen. Auch bei meiner Arbeitsstelle liegt die Zeitung aus. Ich ignoriere diese jedoch und gehe nicht darauf ein. Ich tue so, als wäre es ein ganz normaler Tag und als wäre nichts passiert. Auch wenn ich nicht namentlich genannt wurde, ist aus dem Artikel erkennbar, dass ich die beschriebene Person bin.

Der Tag vergeht in langsamen Schritten und ich merke, wie über mich gesprochen wird. Im Verlauf des Tages sprechen mich eine Hand voll Leute an, ob ich die Person in diesem Artikel sei. Der Rest tuschelt hinter meinem Rücken darüber.

Ja, ich bin die Person in diesem Artikel.

Die paar wenigen, die mich darauf ansprechen, bekommen von mir eine ehrliche Antwort. Allen sage ich, dass ich Fehler begangen habe und für diese geradestehe. Ich sehe keinen Sinn darin, dass ich es verheimliche oder mir eine Notlüge ausdenke. Ich stehe zu meinen Taten und meinen Fehlern und auch dazu, dass ich gewillt bin, diese wiedergutzumachen.

Ich arbeite jeden Tag daran!

Es dauert nicht lange, bis mein Chef auf mich zukommt und mir mitteilt, dass er und seine Frau es für das Beste halten, wenn ich nicht mehr für sie arbeite. Sie haben Angst, dass ich meiner Aufgabe an der Rezeption ihres Hotels nicht vertrauenswürdig nachgehen werde.
Dabei habe ich mir nichts zu Schulden kommen lassen, seit ich in ihrem Betrieb arbeite.

Hauptsache, der Spielsüchtige muss weg!

Gefrustet gehe ich nach Hause, der Tag war die Hölle. Alle reden, alle urteilen.
Aber nur die wenigsten Fragen nach, wie es wirklich war.
Schon jetzt ist mir bewusst, dass die kommende Zeit eine schwere sein wird und das Urteil nur einen kleinen Teil der Last abwerfen konnte. Mir fällt es schwer, durch die Stadt zu laufen, zur Arbeit zu gehen oder mich sonst irgendwo blicken zu lassen, da sich alle von mir abwenden und ihre urteilenden Blicke auf mir ruhen. Als ich zu Hause ankomme, scheint es meiner Frau nicht besser zu ergehen. Sie erzählt von ihrem Tag und wie schwer es für sie war. Was sie erzählt, tut mir sehr leid, und ich weiß nicht, was ich dazu sagen soll.

Die Leute verurteilen sie, weil sie bei mir bleibt? Sie fragen sie, wie sie es mit mir aushält?

Aussagen, die mich verletzen und dazu führen werden, dass ich mich von allem zurückziehen werde.

Wann hört das endlich auf?

Kapitel 53
Das Warten auf Besserung

Die letzte Zeit war sehr belastend. Tagtäglich stehe ich nur noch dafür auf, dass ich meine Bewährungsauflage der Schadenswiedergutmachung einhalten kann. Was sich aber als schwierig gestaltet, da ich meinen Job aufgrund des Zeitungsartikels verloren habe. Und das Einkommen als DJ reicht bei Weitem nicht aus. Die Tage vergehen und ich finde wenig Freude am Leben. Aktuell verdiene ich nicht genügend Geld und die Schulden werden mehr. Alle Gläubiger wollen ihr Geld rechtzeitig haben. Und auch die Gläubiger des Salons meiner Frau fordern immer weiter zu Zahlungen auf. Das Geld meiner Eltern reichte nicht für alle Zahlungen aus, da einige erst nach der Kreditauszahlung auftraten. Schweren Herzens und nur, um meiner Frau den Gefallen zu tun, bat ich meine Eltern bereits vor der Verhandlung erneut um Geld. Doch das Gespräch war schnell beendet und der Wortlaut meiner Eltern hallt mir immer noch im Kopf nach.

Nein, wir helfen dir nicht mehr. Einem Spielsüchtigen gibt man kein Geld.

Ich erzählte ihnen, dass ich vielleicht ins Gefängnis muss und meine Frau nicht mit den Geldsorgen alleine lassen will. Doch auch schon zu diesem Zeitpunkt machten sie mir deutlich, dass sie mir unter keinen Umständen mehr finanziell aushelfen werden, da ich selbst schuld bin, dass ich finanzielle Sorgen habe. Da ich weiß, dass ich meine Frau in den kommenden Wochen mit den Geldsorgen alleine lassen muss, weil ich mich in der Therapie zunächst um mich selbst kümmern muss, überlege ich, meine Eltern erneut zu fragen. Aus Scham und Angst vor der Reaktion lasse ich dies jedoch sein und muss mir eingestehen, dass ich die Geldsorgen nicht aus der Welt schaffen kann.

Jedenfalls nicht auf einen Schlag und nicht sofort.

So gerne ich etwas daran ändern würde, ich kann die Fehler bei meiner Frau und auch meinen Gläubigern nicht von heute auf morgen wiedergutmachen.

Und erst einmal werde ich das auch hinten anstellen müssen. Denn heute packe ich meinen Koffer, gleich kann ich endlich die stationäre Therapie antreten. Eine Tatsache, die mir sehr viel Kraft gibt, da ich weiß, was auf mich zukommt. Aus der letzten Therapie weiß ich, dass sie mir guttun wird und ich mein Leben danach wieder mit anderen Augen betrachten kann. Ich habe den Termin des Therapieaufenthalts sehr oft nach hinten verschoben, aus finanzieller Sorge. Ich weiß, dass ich kein Geld verdienen werde, wenn ich in der Klinik bin. Ich weiß, dass ich meinen Gläubigern in dieser Zeit kein Geld zurückzahlen kann, und habe Angst davor, dass ich gegen meine Bewährungsauflagen verstoßen werde.

Ich habe bis zum heutigen Tag immer wieder gespielt. Ich konnte nicht aufhören, da ich mir einen weiteren Gewinn erhofft habe. Ich weiß, dass es falsch ist. Ich weiß, dass ich aufhören muss.

Und ich weiß, dass ich aufhören möchte.

Schließlich habe ich jedoch erkannt, dass ich die stationäre Therapie und die damit verbundene Ruhe brauche. Und auch das Gericht möchte allmählich den Nachweis darüber haben, immerhin ist diese Teil meiner Bewährungsauflagen.

Mein ehemaliger bester Freund wird mich in die Klinik fahren. Diese ist eine andere als die letzte, was mir aber egal ist. Ich setze große Hoffnung in den Aufenthalt dort. Nach der Verhandlung haben wir lange Gespräche geführt und er scheint mich seitdem besser verstehen zu können. Er hat mich nicht fallengelassen, sondern hält nun wieder zu mir und versucht mich zu unterstützen, wo er nur kann.

Das rechne ich ihm hoch an.

Wir machen uns auf den Weg in die Klinik, nervös bin ich überhaupt nicht. Ich freue mich darauf, dass ich endlich wieder Kraft tanken und mich auf mich selbst konzentrieren kann. Ich weiß, was mich erwartet, und das nimmt mir sämtliche Angst.

Auch von zu Hause weg zu sein, beängstigt mich nicht.

Ich weiß, dass es mir guttun wird.

Hoffnungsvoll steige ich aus dem Auto aus, nehme mir meinen Koffer und verabschiede mich von ihm. Von meiner Frau hatte ich mich zu Hause schon verabschiedet, da sie arbeiten musste. Mir fällt es nicht schwer. Es fühlt sich anders an als beim ersten Mal.

Ich will, dass es mir besser geht, und das erreiche ich hier.

Schnell mache ich mich auf den Weg zur Rezeption und von dort aus geht es direkt zur Voruntersuchung beim Arzt. Eine Prozedur, die ich bereits kenne.

Als dies erledigt ist, kommt ein Mitpatient auf mich zu, begrüßt mich freudig und begleitet mich zu meinem Einzelzimmer. Ich stelle meine Sachen ab und er fragt mich, ob ich Lust habe, direkt die anderen kennenzulernen, diese würden in der Küche zusammensitzen und einen Kaffee trinken.

Klar, warum nicht?

Wir gehen in die Gemeinschaftsküche, in der ich freundlich von den anderen Gruppenmitgliedern begrüßt werde.

Sofort werde ich gefragt, ob es mein erster Klinikaufenthalt sei. Ich beantworte diese Frage, ohne zu zögern. Ich erzähle meine Geschichte und habe das erste Mal seit Langem das Gefühl, dass ich verstanden und nicht verurteilt werde. Von der ersten Minute an ist mir klar, dass ich in einer sehr starken Gruppe gelandet bin, in der Vertrauen und Ehrlichkeit an oberster Stelle steht.

Es fühlt sich gut an, hier zu sein.

Kapitel 54
Die intensivste Zeit

Die Zeit vergeht wie im Flug. Der Ablauf hier ist ähnlich wie bei meinem ersten Klinikaufenthalt.
Es gibt Tages- und Wochenpläne, Einzel- und Gruppentherapien. Wir können unser Freizeitprogramm nach unseren eigenen Interessen gestalten und auch am Wochenende können wir etwas unternehmen.
Es ist wie beim ersten Mal auch viel Input, es wird viel aufgegriffen und aufgearbeitet. Es wird an vielen Stellen weiter- und tiefergegraben, als es in der ersten Therapie möglich war. Ich lerne hier zwar, meine alten Schutzmechanismen wiederaufzubauen, erlerne und erlebe jedoch auch viel Neues.
Der Anfang war auch dieses Mal schwer. Ich kam freitags hier an und wie beim ersten Aufenthalt musste man sich auch hier am Wochenende eigenständig eine Beschäftigung suchen. Das erste Wochenende überforderte mich, da ich Zeit hatte, alles sacken zu lassen, was seit meinem Rückfall passiert war. Je mehr Zeit ich mit meinen Gedanken verbrachte, desto mehr wurde mir bewusst, dass ich aufgrund meiner Taten und Fehler bei null anfangen muss. Aber das habe ich hier in die Handgenommen und nutze jede Chance, die sich mir bietet.
Die Klinik liegt mitten in der Natur. Ringsherum ist nur Wald und ich verbringe meine freie Zeit zum Großteil in der Natur. Das Spazierengehen habe ich schon lange für mich entdeckt. Hier kann ich abschalten, hier kann ich über mich nachdenken und zeitgleich die Ruhe genießen.
Ich stelle fest, dass ich es schaffe, viel intensiver an mir zu arbeiten, als ich es jemals vorher getan habe. Nicht einmal in meiner ersten stationären Therapie habe ich mich so frei gefühlt, wie ich es jetzt tue.

Die Therapie überwältigt mich jeden Tag aufs Neue.

Ich fühle mich gut. Ich kann mich auf mich konzentrieren, Sport machen, mich gesund ernähren und wieder auf mich und meine Gesundheit achten.
Ich genieße die Gespräche mit den anderen Gruppenmitgliedern. Seit Langem kann ich mich wieder unbeschwert fühlen und offen darüber sprechen, wie es mir geht und warum ich gehandelt habe, wie ich es getan habe. Ich kann meine Gedanken, Emotionen und Bedenken offenlegen, ohne Angst zu haben, dass mich jemand verurteilt. Weil man mich hier versteht.
Hier wird mir bewusst, dass ich spielsüchtig bin und es immer bleiben werden. Hier lerne ich aber, dass es alleine bei mir liegt, wie ich damit umgehe.
Mir wird vor Augen geführt, dass ich jeden Tag vierundzwanzig Stunden Zeit habe, in denen ich mein Buch des Lebens neu schreiben kann. Ich habe jeden Tag ein leeres Blatt zur Verfügung, was ich mit meinem Lebensinhalt füllen kann.

Jeden Tag kann ich das Beste aus meinem Leben machen, um weitere vierundzwanzig Stunden spielfrei zu bleiben. Und das Tag für Tag.

Heute

Die stationäre Therapie habe ich erfolgreich abgeschlossen. Diese hat mir so viel Kraft und Energie gegeben, dass ich mein Leben wieder in den Griff bekommen habe. Auch wenn nicht alles auf einen Schlag wiedergutzumachen ist, ist es wichtig, dass man dranbleibt. Und das tue ich. Jeden Tag aufs Neue.
Denn ich weiß, wofür ich lebe und ich weiß, wofür ich kämpfe. Alles, was im Leben passiert, hat seinen Sinn. Und so hat auch alles, was in meinem Leben passiert ist, einen Sinn.
Der zweite Klinikaufenthalt hat mich erneut wachgerüttelt. Ich konnte mich acht Wochen lang darauf konzentrieren, dass ich wieder zu meinem spielfreien Ich finde und mich in meiner eigenen Haut wohlfühle. Nach dem Klinikaufenthalt konnte ich mein Leben neu sortieren. Ich habe einen neuen Job gefunden, mittlerweile sogar ein eigenes Unternehmen gegründet, ein Buch mit meiner Lebensgeschichte herausgebracht und stehe als Coach und Speaker auf der Bühne.
Das wäre ohne eine bestimmte Person nicht möglich gewesen. Noch vor meinem Therapieaufenthalt im Jahr 2017 kam mein jetziger Arbeitgeber auf mich zu und bat mir einen Job in seinem Unternehmen an, welches sich mit Unternehmens- und Personalcoaching beschäftigt. Er kannte mich bereits, da ich gelegentlich für ihn als DJ in seiner anderen Firma gearbeitet habe. Wir haben uns zu einem Gespräch in einem Hotel in Koblenz getroffen und er bat mir diesen Job an. Ich wollte diesen unbedingt annehmen, wusste aber auch, dass ich ehrlich zu ihm sein muss. Also nahm ich damals allen Mut zusammen und sagte ihm, dass ich spielsüchtig sei, und habe ihm meine komplette Geschichte erzählt. Von all den Geldsorgen, den Fehlern, der Therapie und meinen kriminellen Taten. Er saß mir still gegenüber, schaute mich die ganze Zeit ruhig an und sagte am Ende nur einen einzigen Satz, nachdem ich ihm minutenlang mein ganzes Herz ausgeschüttet habe. Er sagte mir, dass er mir nur ein einziges

Mal sein Vertrauen schenke und ich es nicht missbrauchen soll. Im selben Atemzug bedankte er sich für meine Ehrlichkeit und sagte mir, dass er es bereits wusste.
Und in diesem Moment wurde ich in meiner Ehrlichkeit bestätigt. Er bat mir einen Job an, obwohl er meine Geschichte bereits kannte. Und dafür bin ich ihm auf immer dankbar und rechne es ihm hoch an. Mittlerweile habe ich sogar die Geschäftsleitung seiner GmbH übernommen.

Vielen Dank, lieber Raphael,
für dein Vertrauen, deine Zeit und Geduld. Du hast mich mit zu dem Menschen geformt, der ich heute bin. Beziehungsweise du hast mich dabei unterstützt, dass ich endlich der Mensch sein kann, der ich sein möchte, ohne mich verbiegen oder verstellen zu müssen.
Du hast mir den Mut gegeben, mit meiner Geschichte an die Öffentlichkeit zu gehen. Du hast mir beigebracht, dass Aufgeben keine Option ist und es für alles eine Lösung gibt. Egal welche Hürde in den letzten drei Jahren zu nehmen war, du hast mich dabei unterstützt.
Ich kann dir dafür nicht genug danken, denn ich wüsste nicht, wo ich jetzt wäre, wenn du mir damals diese eine Chance nicht gegeben hättest.
Du hast immer an das Gute in mir geglaubt und mich nie aufgegeben.
Danke, Raphael, danke!

Ohne all diese Erfahrungen, die ich in meinen Leben gesammelt habe – ob negativ oder positiv –, wäre ich nicht derjenige, der ich heute bin.
Heute stehe ich auf der Bühne und halte Reden, erzähle meine Geschichte. Ich stehe vor den Menschen und stehe zu den Fehlern, die ich begangen habe. Ich versuche, so vielen Menschen wie nur möglich eine Stütze bei deren Suchtbehandlung sein zu können. Ich stecke meine Energie in die Beratung von Angehö-

rigen, damit diese für ihre süchtigen Bekannten und Verwandten da sein können.

Ich habe einen tollen Job, in dem ich viele wunderbare Menschen kennenlernen darf. Ich habe einen erfüllenden Alltag, in dem ich mich wohlfühle und ich selbst sein kann. Ich bin ich und fühle mich gut dabei.

Meine Fehler werden für immer zu meinem Leben gehören. Aber ich arbeite jeden Tag daran, dass sich diese nicht wiederholen und ich diese wiedergutmachen kann. Jeden Tag arbeite ich daran, dass ich meine Schulden abbezahlen und mich finanziell frei fühlen kann.

Der Kontakt zu meinen Eltern ist leider weiterhin eingefroren. An dieser Stelle möchte ich aber ein paar Worte an sie richten, denn ich habe im Laufe der letzten Jahre sehr zu schätzen gelernt, wie wichtig Dankbarkeit im Leben ist.

Liebe Mama, lieber Papa,

ich weiß sehr zu schätzen, was ihr in meiner Kindheit alles für mich getan habt. Ich bin euch dankbar, dass ihr mich als Kleinkind adoptiert habt und mir ein Leben ermöglicht habt, wie ich es sonst sicherlich nicht hätte haben können. Ich weiß, dass ihr auf eure Art immer das Beste für mich wolltet und alles dafür getan habt, damit dem so ist. Ohne euch hätte ich nicht so viel von der Welt gesehen und wäre heute nicht dort angekommen, wo ich mich derzeit in meinem Leben befinde.

Ihr habt mir beigebracht, dass es wichtig ist, an die richtigen Glaubenssätze und Leistungen zu glauben. Ich habe für mich jedoch gelernt, dass nicht jeder Mensch die gleichen Glaubenssätze verfolgen muss, und habe durch euch meine eigenen finden können. Ihr habt alles für mich getan, was in eurer Macht stand, um mich auf das spätere Leben vorzubereiten, und dafür danke ich euch von ganzem Herzen.

In eurem letzten Brief habt ihr mir geschrieben, dass ihr immer meine Eltern sein werdet.

Und ja, das werdet ihr für immer bleiben.

Dankbarkeit und Demut musste ich in den letzten Jahren erst wieder kennenlernen, denn diese Gefühle hatte ich verlernt. Danke für alles, was ihr für mich getan habt.

Von der letzten Therapie bis zum heutigen Tag ist natürlich einiges geschehen. Mein Verhalten von damals verfolgte mich auch lange Zeit nach der Therapie.
Der Friseursalon ist letzten Endes im Jahr 2019 doch in der Insolvenz gelandet, da das geliehene Geld nicht ausreichte und auch ein bis zwei Jahre später immer noch Summen ausgeglichen werden mussten, die ich im Jahr 2015/16 entnommen hatte.
Dennoch ist diese heute überstanden und der Salon läuft wieder gut.

Sabrina,
ich bin dir unendlich dankbar, dass du mich nie hast fallen lassen und immer zu mir gehalten hast. Ich weiß, es waren auch für dich sehr schwere Zeiten und harte Rückschläge durch mein Verhalten.
Ich habe dein Vertrauen mehr als nur einmal missbraucht und weiß zu schätzen, was du für mich getan hast.
Ich habe dich belogen und betrogen, aber du hast mich nie aufgegeben. Egal was andere über mich gesagt haben, du hast mir immer den Rücken freigehalten und mir Mut zugesprochen in der schwersten Zeit meines Lebens damals.
Du hast deine Bedürfnisse immer hintangestellt und hast mir jeden Gefallen getan, um den ich dich damals gebeten habe. Du hast es gemacht, um die Familie zu schützen.
Die negative Presse, die negativen Stimmen und alle anderen negativen Einflüsse, die auf uns zukamen, hast du ausgehalten und für mich gekämpft.
Aufgeben war nie eine Option und dafür und für alles Weitere, was du für mich getan hast, möchte ich dir von ganzem Herzen danken.

Heute bin ich glücklich und bin im Leben angekommen. Und ich bin stolz, sagen zu können, dass ich nicht nur spielfrei bin, sondern mittlerweile auch hinter dem Unternehmen »Spielfrei. Werden & Bleiben« stecke.
Danke, dass Du mir deine Zeit geschenkt hast und meine Geschichte gelesen hast. Wenn Du mich weiter auf meinem Weg begleiten möchtest, freue ich mich über deinen Besuch auf meiner Homepage: www.sascha-heilig.com

Dein Sascha